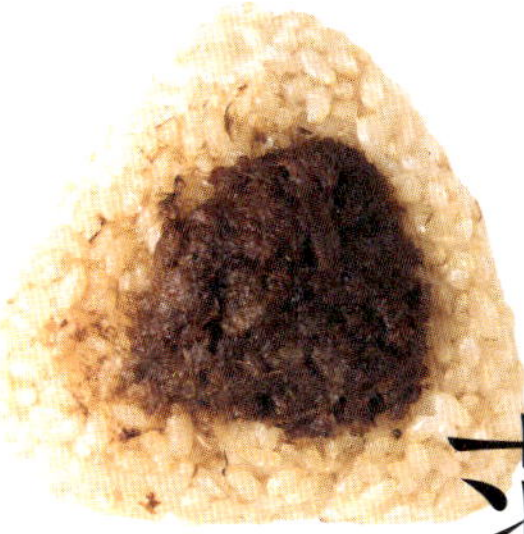

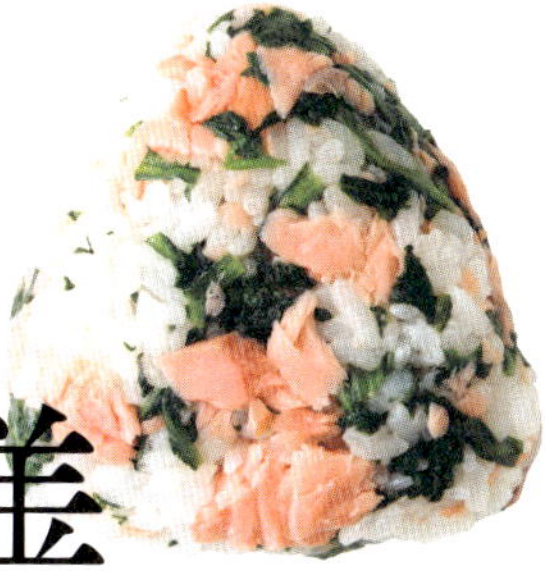

薬膳 おむすび

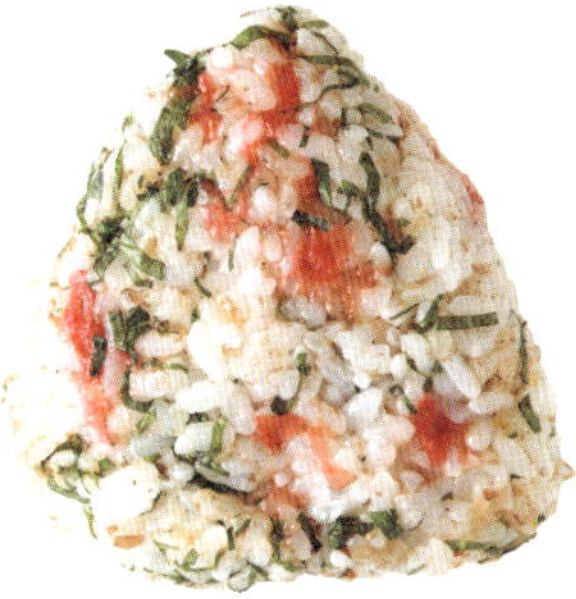

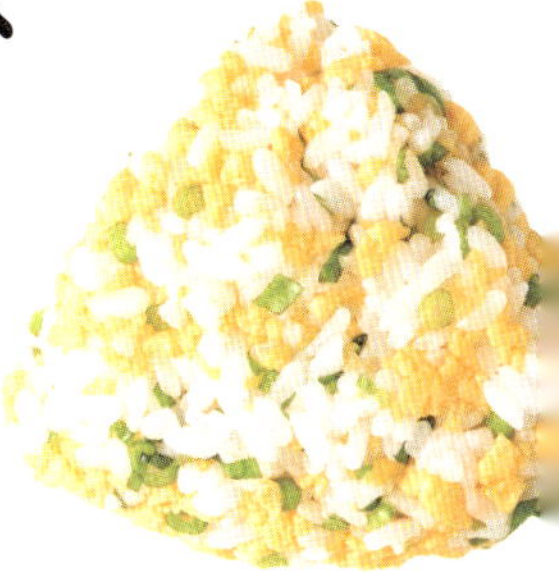

季節や体調に合わせて
具を選べる、
体にうれしい100レシピ

植木もも子

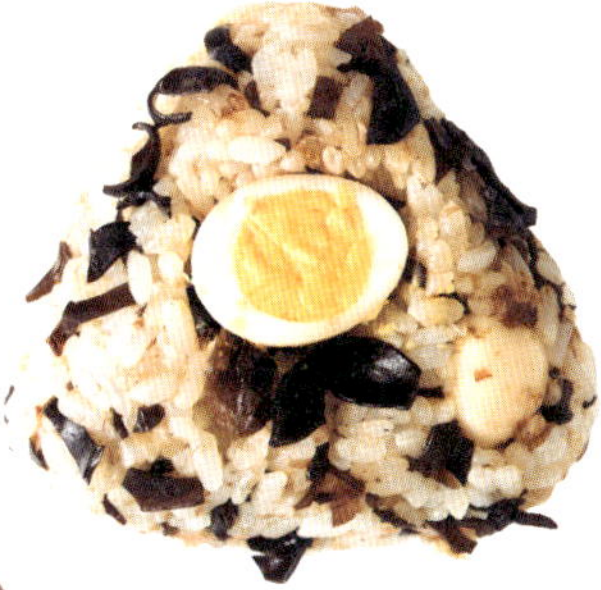

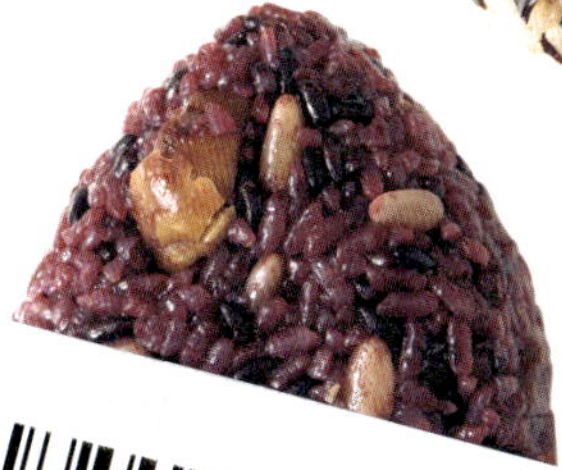

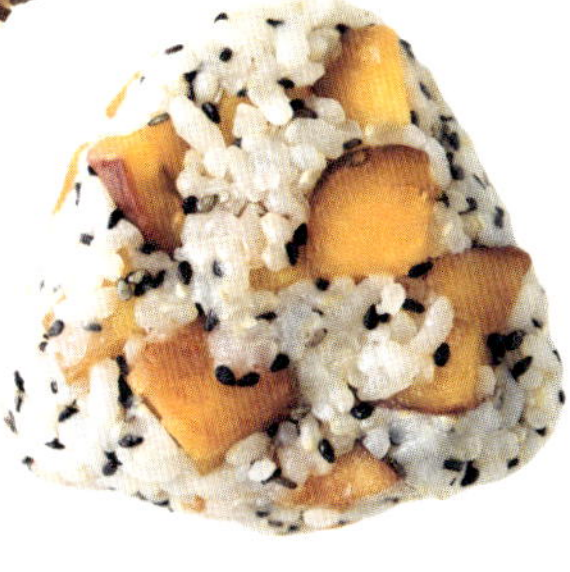

家の光協会

はじめに

日本は昔から「瑞穂の国」といわれ、米づくりを大切にしてきました。海に囲まれ、湿度の高い気候風土で暮らす私たちにとって「米」はとても大事な穀類です。

米は日本人の主食として毎日の食卓に上りますが、農作業や旅のお供として「おむすび」にして食すという伝統も根付いています。今となってはコンビニの定番商品としても、広く浸透しています。

薬膳では、体をつくる3つの要素に「気《き》」「血《けつ》」「水《すい》」があり、それらが連携してはたらき、うまく体中をめぐっている状態が健康体と考えます。

「気」とは活動の原動力となるエネルギー、「血」は栄養、「水」はう

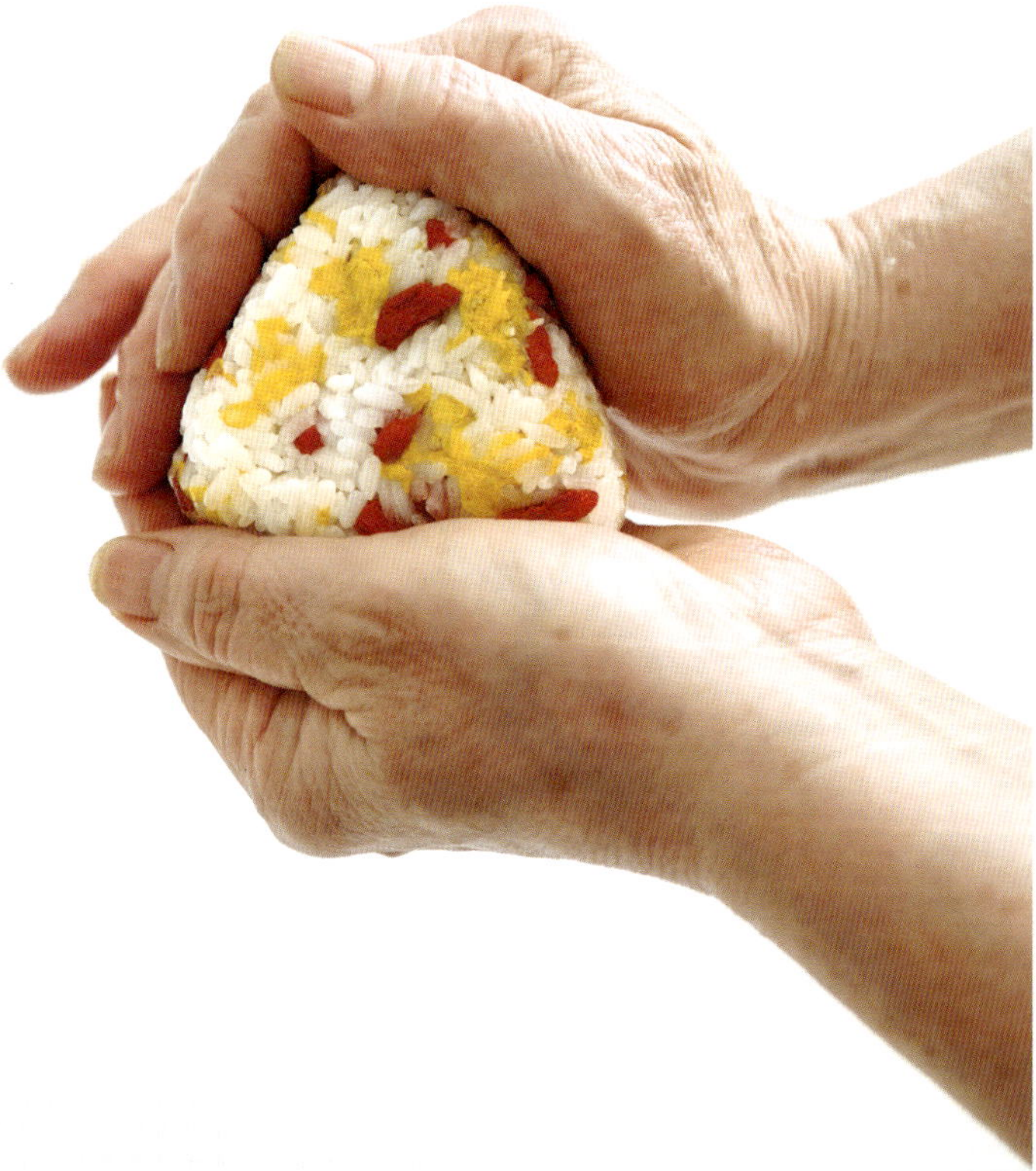

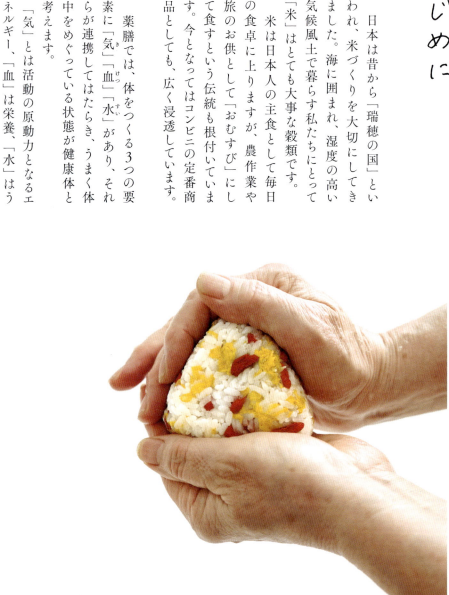

るおい。この中で「気」に注目してみてください。気の旧字体である「氣」は、「米」という字が入っています。それもそのはず、米は気を養う一番の食材なのです。ごはんを食べないと元気がでない、誰もがそう感じたことがあるでしょう。

本書では、気をつくる米に、さまざまな性質や効能の具材を組み合わせ、季節や体調に合わせたおむすびを紹介しています。

使用する米も、精米した、いわゆる白いごはんを多く取り上げていますが、胚芽米や玄米、大麦や粟、はと麦などの雑穀も取り入れています。

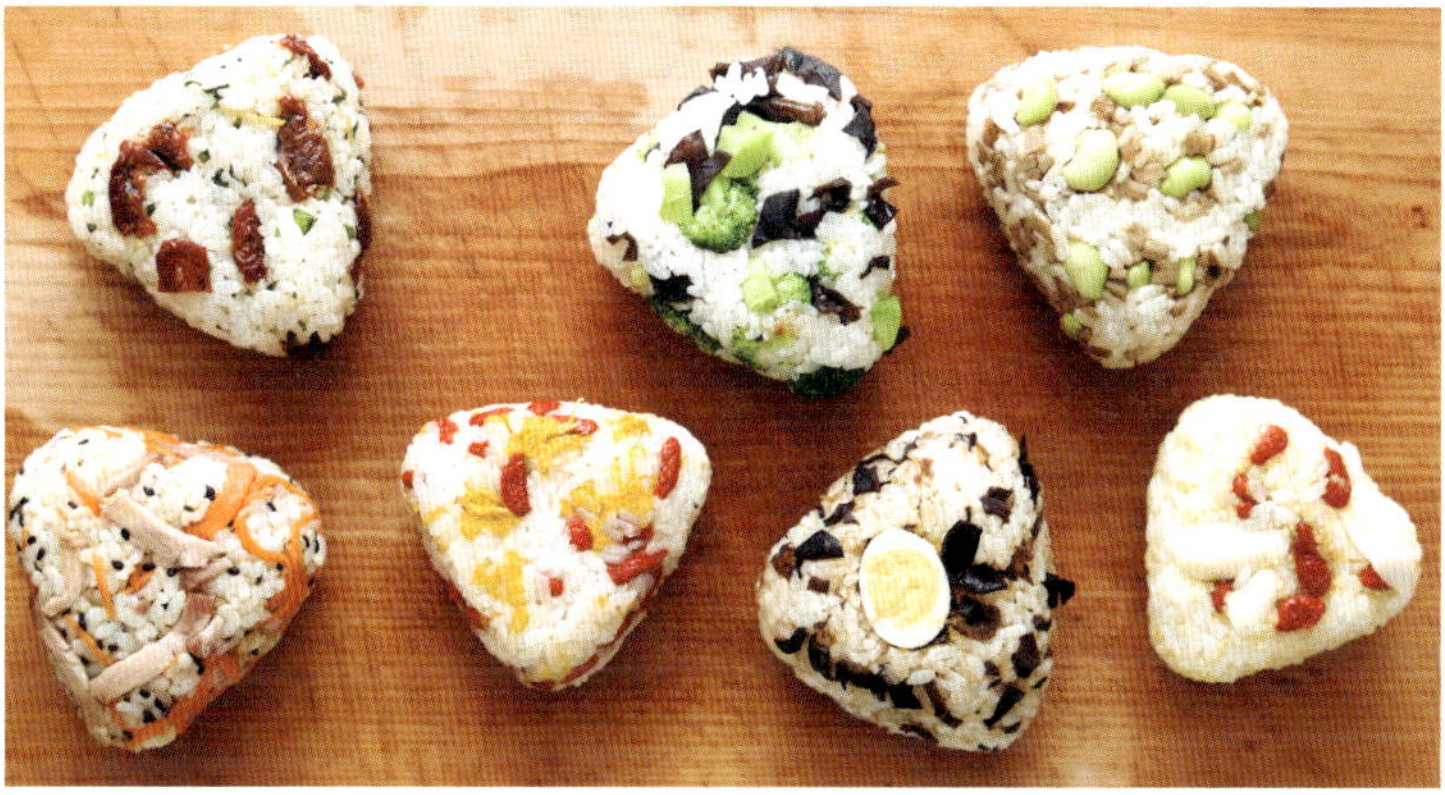

ごはんとおかず、それぞれで食べてももちろんよいのですが、おむすびは具材とごはんを手でぎゅっとにぎってひとつにする「むすぶ」という動作がポイントです。

薬膳で大事なのは、体をつくる3つの要素、そして体の各器官が「連携してはたらく」こと。ごはんと具材が、むすばれ連携して作用するおむすびは、こういった薬膳の考え方に通じるところがあります。

効能豊かな食材をおむすびで紹介する本書のレシピが、みなさんの健やかな体づくりに役立てばうれしく思います。

植木もも子

目次

はじめに…2

この本の使い方…8

おむすびを薬膳にするポイント…9

おいしいごはんの炊き方…10

おいしいおむすびのむすび方…11

1章 日々の体を整える季節のおむすび

［春のおむすび］…14

炒り卵とせりのおむすび…16

あさりの佃煮としょうがのおむすび…16

たけのこと桜えびの炊き込みおむすび…17

ふきみその胚芽米焼きおむすび…17

◎春のおむすび定食…18

　桜とじゃこのおむすび…19

　ほたるいかとしょうがの炒り煮…19

　あおさの吸い物…19

［梅雨のおむすび］…20

塩鮭と白ごまとドライオニオンのおむすび…22

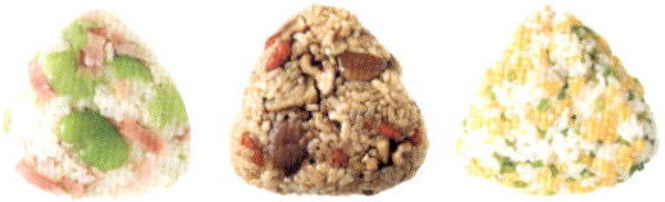

グリンピースとハムと粉チーズのおむすび…22

そら豆とベーコンのおむすび…23

とうもろこしと干ししいたけの炊き込みおむすび…23

◎梅雨のおむすび定食…24

　たたき梅のおかかおむすび…25

　新しょうがと新玉ねぎのピクルス…25

　くずし豆腐のみそ汁…25

［夏のおむすび］…26

うなぎと青唐辛子のおむすび…28

あじの干物としば漬けのおむすび…28

ドライトマトとミモレットの胚芽米おむすび…29

香味野菜入り肉みそおむすび…29

◎夏のおむすび定食…30

　枝豆のしそ風味おむすび…31

　ピーマンと豚こまの炒り煮…31

　きゅうりとミニトマトのスープ…31

［秋のおむすび］…32

れんこんとピーナッツのおむすび…34

きのことパセリのおむすび…34

ごぼうとくるみのみそおむすび…35

さつまいもと油揚げの炊き込みおむすび…35

◎秋のおむすび定食…36
松の実とグリーンオリーブのおむすび…37
せん切りじゃがいもの菊花あえ…37
白きくらげと山いも団子の吸い物…37

［冬のおむすび］…38
たらそぼろとかぶの葉のおむすび…40
ひじきと油揚げと舞茸のナムルおむすび…40
甘栗とくるみとクコの実のおこわおむすび…41
ムール貝の胚芽米炊き込みおむすび…41

◎冬のおむすび定食…42
焼きさばとねぎのおむすび…43
カリフラワーのゆず風味…43
にらのかき玉汁…43

column 1
いろいろなごはん…44
うるち米／胚芽米…46
玄米／もち米…47
黒米／粟…48
はと麦／大麦（丸麦）…49

2章
不調を改善する体調別のおむすび

冷えに…52
しょうがと桜えびのおむすび…52
鮭とくるみのおむすび…53
甘栗と松の実の黒米炊き込みおむすび…53
うなぎと実山椒のおむすび…54
にんじんと鶏肉の炊き込みおむすび…54
●おすすめおかずと汁物
鮭とじゃがいもの粕汁／かぼちゃのアーモンド炒め…55

便秘に…56
黒ごまとドライ納豆の大麦おむすび…56
ごぼうとカシューナッツとベーコンのおむすび…57
ひじきと切り干し大根のおむすび…57
アーモンドとブラックオリーブの胚芽米おむすび…58
さつまいもと黒ごまの胚芽米炊き込みおむすび…58
●おすすめおかずと汁物
めかぶの簡単汁／ぶりの柚香焼き…59

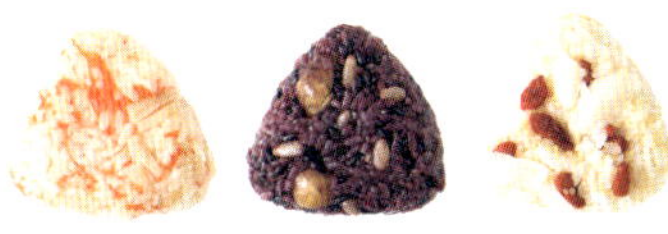

胃腸の不調に …60
鯛とブロッコリーのゆずおむすび …60
そら豆とアンチョビのおむすび …61
とうもろこしとじゃこの大麦炊き込みおむすび …61

食欲がないときに …62
ごま油とザーサイとねぎのおむすび …62
梅と青じそのおかかおむすび …63
トマトと鶏ひき肉と玉ねぎの炊き込みおむすび …63

肝機能アップに …64
さば缶のカレーおむすび …64
アボカドとさきいかのおむすび …65
ほたて缶とにんじんの炊き込みおむすび …65

高血圧予防に …66
セロリとベビーほたての玄米おむすび …66
アスパラガスといかの玄米おむすび …67
大豆と田作りの胚芽米炊き込みおむすび …67

血行促進に …68
鮭と春菊のおむすび …68
鶏肉と玉ねぎのスパイスおむすび …69
えびとしょうがの炊き込みおむすび …69

貧血に …70
かつおしぐれ煮のおむすび …70
にんじんといかの炊き込みおむすび …71
ドライオニオン入り牛肉巻きおむすび …71
ひじきとチーズの黒米炊き込みおむすび …72
甘栗となつめのおこわおむすび …72

おすすめおかずと汁物
モロヘイヤの吸い物／鮭のピカタ …73

column 2
作りおき薬膳ふりかけ …74
1 わかめ・松の実・緑茶
2 桜えび・くるみ・干ししょうが
3 じゃこ・白ごま・きなこ
4 おかか・黒ごま・青のり
5 アーモンド・さきいか・ゆずの皮

ストレスに …76
ねぎ入りたらこチーズおむすび …76
ピーナッツみそとししとうの胚芽米おむすび …77
豚肉と玉ねぎのカレー風味おむすび …77

不眠に …78
鮭骨とのりとごまの胚芽米おむすび …78
牡蠣とにんじんのおむすび …79
百合根とクコの実と栗の炊き込みおむすび …79

疲労回復に …80
ツナそぼろと実山椒のおむすび …80
ブロッコリーとハムのマヨネーズおむすび …81
鶏ひき肉と干ししいたけとしょうがのおむすび …81
かぼちゃのガーリックおむすび …82
鯛の炊き込みおむすび …82
おすすめおかずと汁物
ミニトマトとオクラの吸い物／炒り豆腐 …83
風邪に …84
黒きくらげとブロッコリーのおむすび …84
ドライトマトのレモンバジルおむすび …85
なつめとシナモンとしょうがの炊き込みおむすび …85
咳やのどの不調に …86
れんこんとチーズのおむすび …86
ぎんなんと塩昆布の玄米おむすび …87
あさりと高菜と白ごまの炊き込みおむすび …87
免疫力アップに …88
エリンギと豚みそそぼろのおむすび …88
さんまとしょうがとすだちの
胚芽米炊き込みおむすび …89
うずら卵と黒きくらげの玄米おむすび …89

むくみに …90
枝豆と塩昆布のおむすび …90
小豆と栗の炊き込みおむすび …91
あさりとねぎのはと麦炊き込みおむすび …91
骨粗しょう症予防に …92
たらことわかめのおむすび …92
焼きしいたけと粉チーズのおむすび …93
桜えびと舞茸の炊き込みおむすび …93
美肌づくりに …94
ツナキムチの胚芽米おむすび …94
牛こまとセロリの胚芽米おむすび …95
たことねぎとアーモンドのおむすび …95
うなぎと青じその胚芽米おむすび …96
焼きさばとらっきょうのおむすび …96
おすすめおかずと汁物
青梗菜と舞茸の吸い物／長いもと菊花のあえ物 …97
ダイエットに …98
ひじきとこんにゃくの大麦おむすび …98
大豆もやしとコチュジャンの玄米おむすび …99
ごぼうと枝豆の玄米おむすび …99

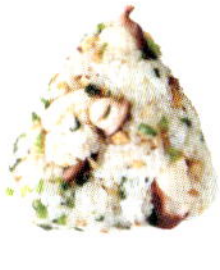
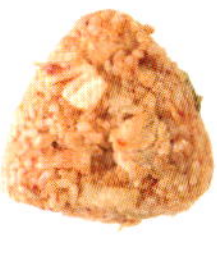
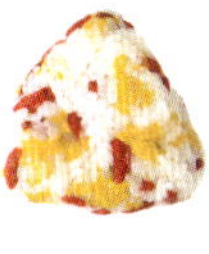

アンチエイジングに …100
炒り卵と松の実のおかかおむすび …100
ほたてとにらと黒ごまのおむすび …101
黒豆と干しえびの玄米炊き込みおむすび …101

疲れ目に …102
クコの実と菊花のおむすび …102
焼き豚とにんじんの胚芽米おむすび …103
ほたるいかとのりの玄米おむすび …103

おむすびを包むもの …104
1 のり
2 高菜漬け
3 青じそ
4 とろろ昆布
5 薄焼き卵

column 3
薬膳の基礎知識 …106
食材の性質つきさくいん …108

◎レシピについて

- 大さじ1は15mℓ、小さじ1は5mℓ、1カップは200mℓ、1合は180mℓです。
- 電子レンジは600Wのものを使用しています。ラップをかけて加熱します。
- 火加減はとくに記載のないものは中火で調理してください。
- 皮をむく、種を取るなど、基本的な下ごしらえは省いています。適宜行ってください。
- しょうがは皮をむいて使います。
- だし汁はとくに記載のないものは、かつおと昆布でとったものを使っています。
- ナッツ類は無塩のローストしたものを使用しています。
- レモンは国産のものを使用しています。
- ボウルで具材とごはんを混ぜるときは切るように混ぜましょう。
- 本書では、おむすびをむすぶときは、食中毒予防のため、塩と酢を混ぜた塩酢(p.11)を使っています。酸っぱくなるなど味への影響はほとんどありません。
- 手にけがをしているときは、必ず調理用手袋をはめること。
- おむすびはすべて冷凍できます。3週間を目安に食べきりましょう。

この本の使い方

本書のおむすびは具をごはんに混ぜるものと炊き込みごはんを使うものを紹介しています。具材によっては混ぜ込まず、おにぎりに埋め込んでもかまいません。自由に楽しんでください。また、本書のおむすびは、家で食べるほか、お弁当として外で食べることも考え、安全性にも考慮したレシピになっています。

解説には薬膳の用語が出てくるところもあります。詳しくはp.106-107で解説していますが、以下に簡単にまとめていますので、参考にしてください。

◎薬膳の用語について

- 気《き》:生命の源、活動のエネルギー。
- 血《けつ》:血液と血液が運ぶ栄養素。
- 水《すい》:血液以外の水分。
- めぐらせる:体のすみずみまで行き渡らせること。
- 肝《かん》:血を蓄え、気をめぐらせる臓器。
- 心《しん》:気・血を全身にめぐらせ、精神にも関与する臓器。
- 脾《ひ》:消化・吸収を担う臓器。
- 肺《はい》:呼吸をつかさどり、気の流れや水分代謝にはたらく臓器。
- 腎《じん》:成長発達や生殖機能にかかわる臓器。

おむすびを薬膳にするポイント

体を温めたり冷やしたり、体のめぐりをよくしたり、食品の性質と効能を知ってバランスよく具材を組み合わせましょう。

1 旬の食材を使う

薬膳の基本のひとつが「旬のもの」を食べること。その季節に実るものは、体が必要としているもので、味わいもよく手軽に手に入ります。

季節感を味わうことで体だけでなく心も豊かにしてくれます。

2 食材の性質を知る

どの食材にも、体を温めたり冷やしたりする性質があり、エネルギー（気）や血をつくったり、めぐらせたりといった、さまざまな効能があります。そういった食材の力を活用するのが薬膳で、具材選びのヒントになります。

3 季節や体調に合わせて食材を組み合わせる

夏は体を冷やす食材、冷え性の人は温める食材といった具合に、季節や体調に合わせて食材を組み合わせます。このとき、冷やしすぎないよう温め食材も加えるなど、どちらかに傾かないようバランスを整えることが大切です。

いつもの
おむすびが…

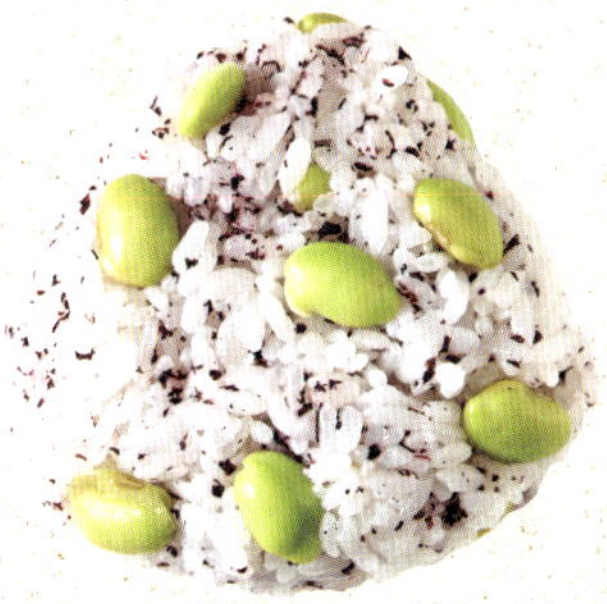

具材の組み合わせで
薬膳おむすびに！

おいしいごはんの炊き方

レシピでは炊飯器を使用していますが、鍋での炊き方を知っておくと災害時などにも役立ちます。コツをおさえれば、簡単においしく炊くことができます。

[米をとぐ]

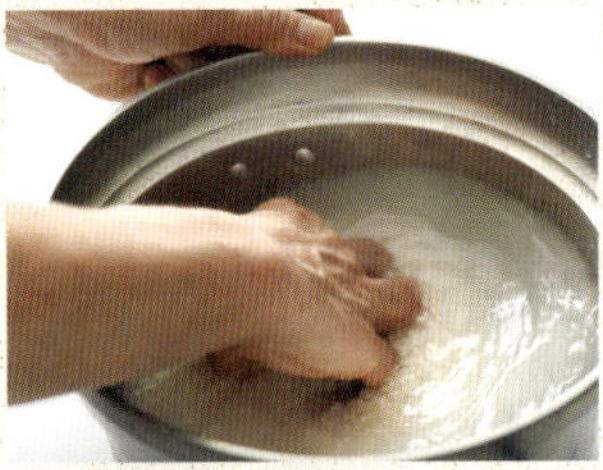

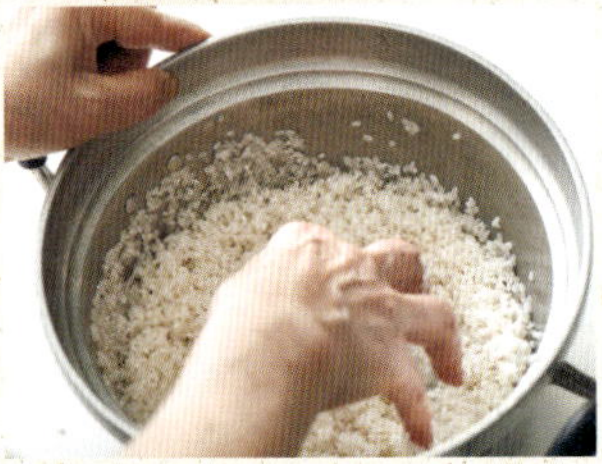

鍋に米とたっぷりの水を入れ、軽く6～7回混ぜて水を捨てる。指を広げて20回ほどかき混ぜ、2回水を加えてすすぐ。これを2～3回くりかえす。
＊ざるに入れてとぐと米が欠けるので鍋の中でとぐ。

[水をきる]

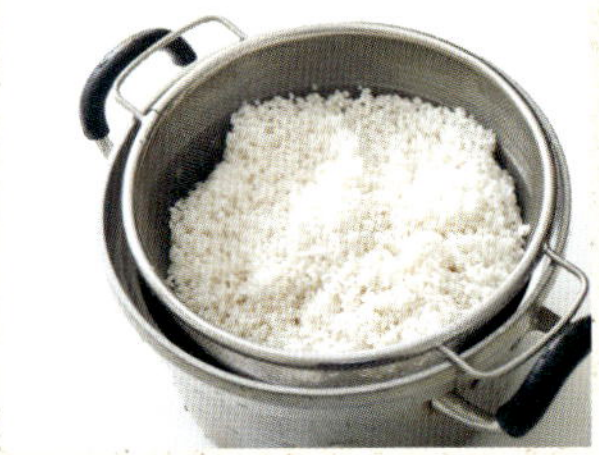

ざるに上げて水をよくきる。
＊炊くときの水加減が重要なので、といだときの水分が残らないよう水きりを。

[水を加える]

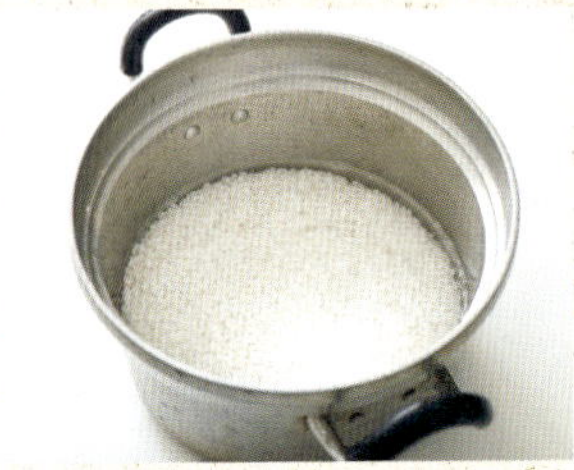

米と同量～1.2倍の水を加え、5～10分浸水させる。
＊水加減は使用する米や鍋、好みで調整を。
＊炊き込みの場合は、具材をまんべんなく広げてのせること。

[炊く－沸騰させる]

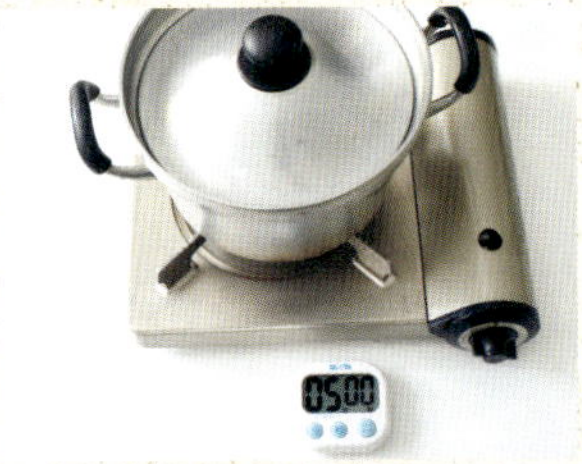

ふたをして強火にかける。

[炊く－火を弱める]

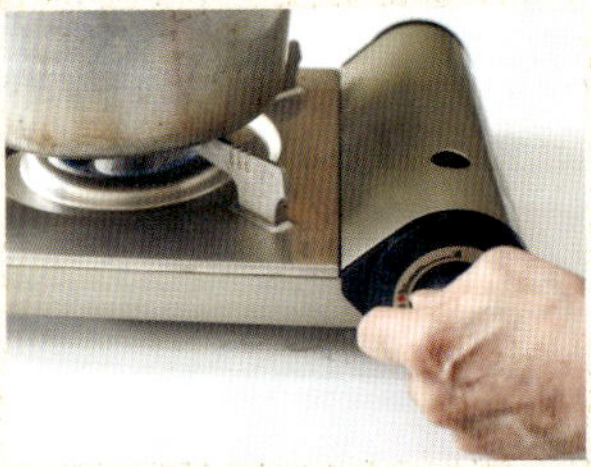

沸騰したら弱火にし、2合以下なら13分、3合以上なら15分を目安に加熱する。

[炊く－水分を飛ばす]

蒸気が出なくなったら、炊き上がりのサイン。最後に5～10秒間強火にして水分を飛ばす。

[蒸らす]

火を止めて、5分ほどふたをしたまま蒸らし、鍋に残った水分を米に吸収させる。

[混ぜる]

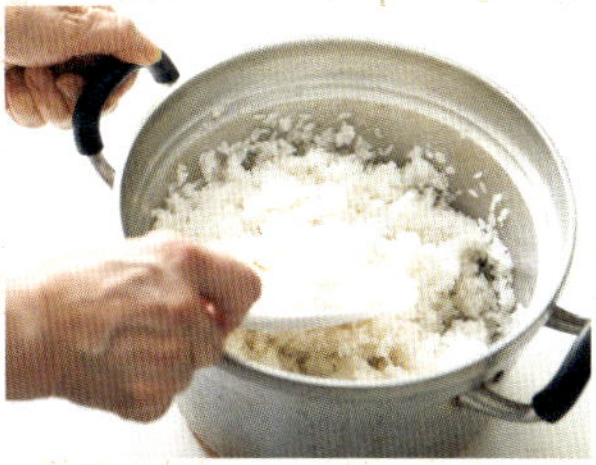

しゃもじでごはんを切るようにして上下を返し、余分な水分を飛ばす。

＊ごはんをこねるように混ぜないよう注意。おむすびの具材を混ぜるときも、切るようにしてさっくりと混ぜるのがポイント。

[保温時の注意]

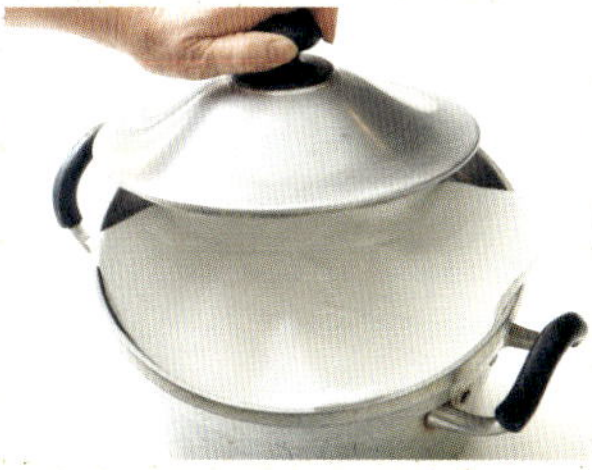

すぐに器に移さない場合は、ふたについた蒸気がごはんに落ちるのを防ぐため、ペーパータオルやふきんをかぶせてからふたをする。

おいしいおむすびのむすび方

薬膳では手から気が出るといわれます。食べる人を思い、おいしく作ろうという気持ちでむすびましょう。

[熱々のごはんで]

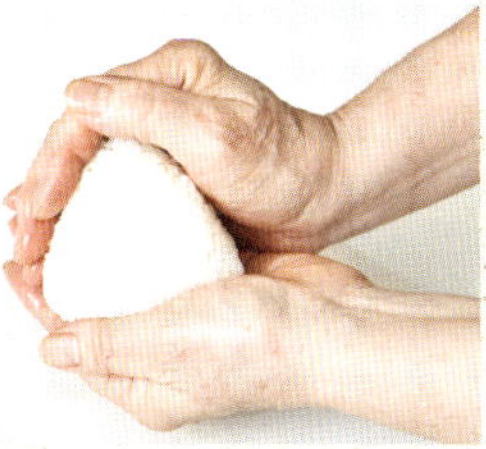

本書のレシピはすべて熱々のごはんを使用します。冷やごはんを使う場合も、温めてから使うこと。ごはんをヒョイっと手のひらで転がしながらむすぶことでごはんに空気が含まれ、ほどよいかたさにむすばれます。

[形にも意味が]

薬膳では形にも陰陽（p.106）があると考えます。丸・三角は陽、四角は陰。元気をつけたいときは丸・三角、気持ちを鎮めたいときは四角にしてみても。

◎オーブンシートを活用

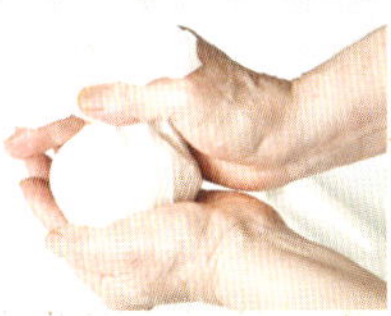

ごはんのくっつき対策には、SNSでも話題のオーブンシートを。熱さも緩和できます。一度くしゃっと丸めてから使うとやりやすいです。

◎食中毒対策に塩酢

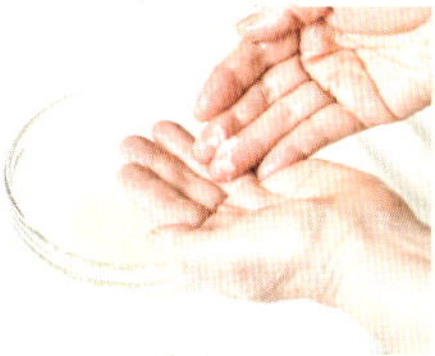

素手で作る場合は、塩と酢を1：3の割合で混ぜた塩酢をつけてからむすびます。とくに塩は、衛生面だけでなく味わいの面でも重要です。

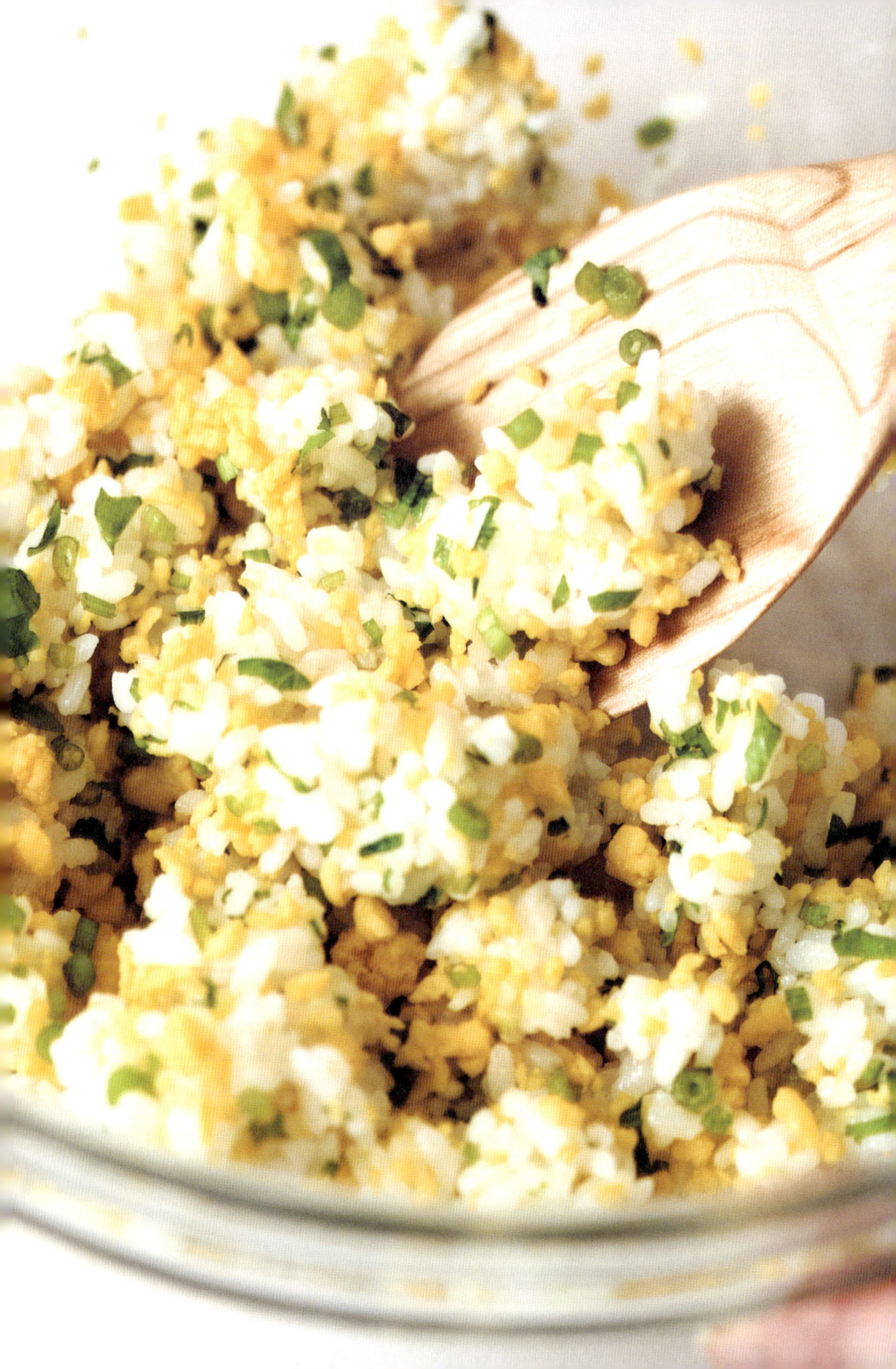

1章

日々の体を整える
季節のおむすび

気温や湿度、太陽の光の具合など、季節で変わる環境は
私たちの体に大きな影響を与えます。
薬膳では、そんな自然のうつろいに合わせて、
そのときどきの旬の食べ物を食べることで調和をとり
体調を整えようと考えます。
ここでは、春・梅雨・夏・秋・冬に気をつけたい体調のこと、
食べるべき食材に触れつつ、季節のおむすびを紹介します。

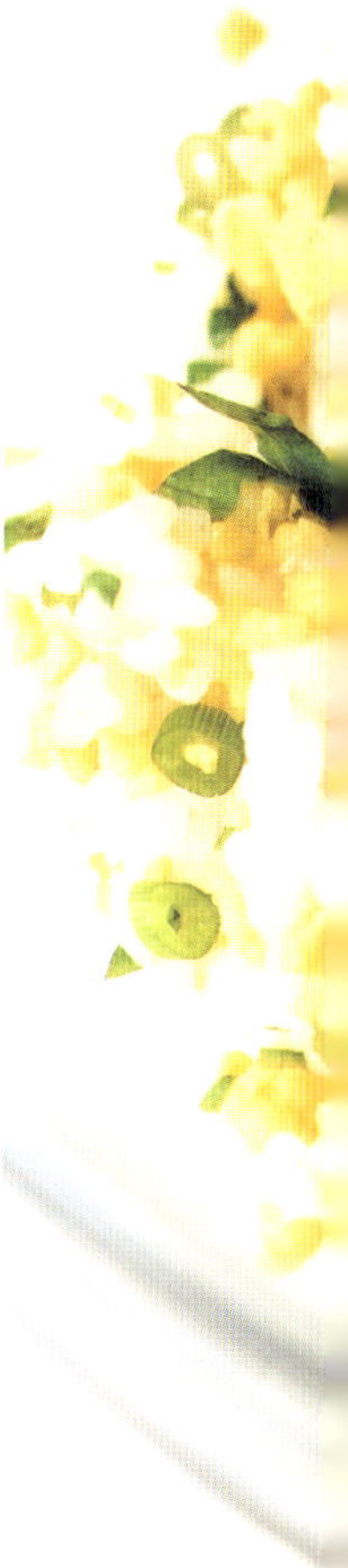

春のおむすび

香りと苦味で気・血をめぐらすおむすびを

春は芽吹きの季節。冬の間は縮こまっていた体が少しずつ開き、活力を取り戻します。

このときポイントとなるのが、肝のはたらきです。冬の間にためこんだいらないものを体の外に出し、気・血を補ってめぐらせ、体を活動モードにチェンジしてくれるのです。

そんな肝にとって欠かせないのが、春に旬を迎える山菜やたけのこ、せりなどの野菜です。苦味と香りが特徴のものが多いのですが、実はこの苦味がデトックスを、香りがめぐりをサポートするとされ、肝を助ける大切な役割を果たしています。

また、肝のはたらきが高まると、熱が頭へのぼってイライラを招きがちに。そんなときにも、香りの食材が気をめぐらせて、苦味がクールダウンしてくれます。

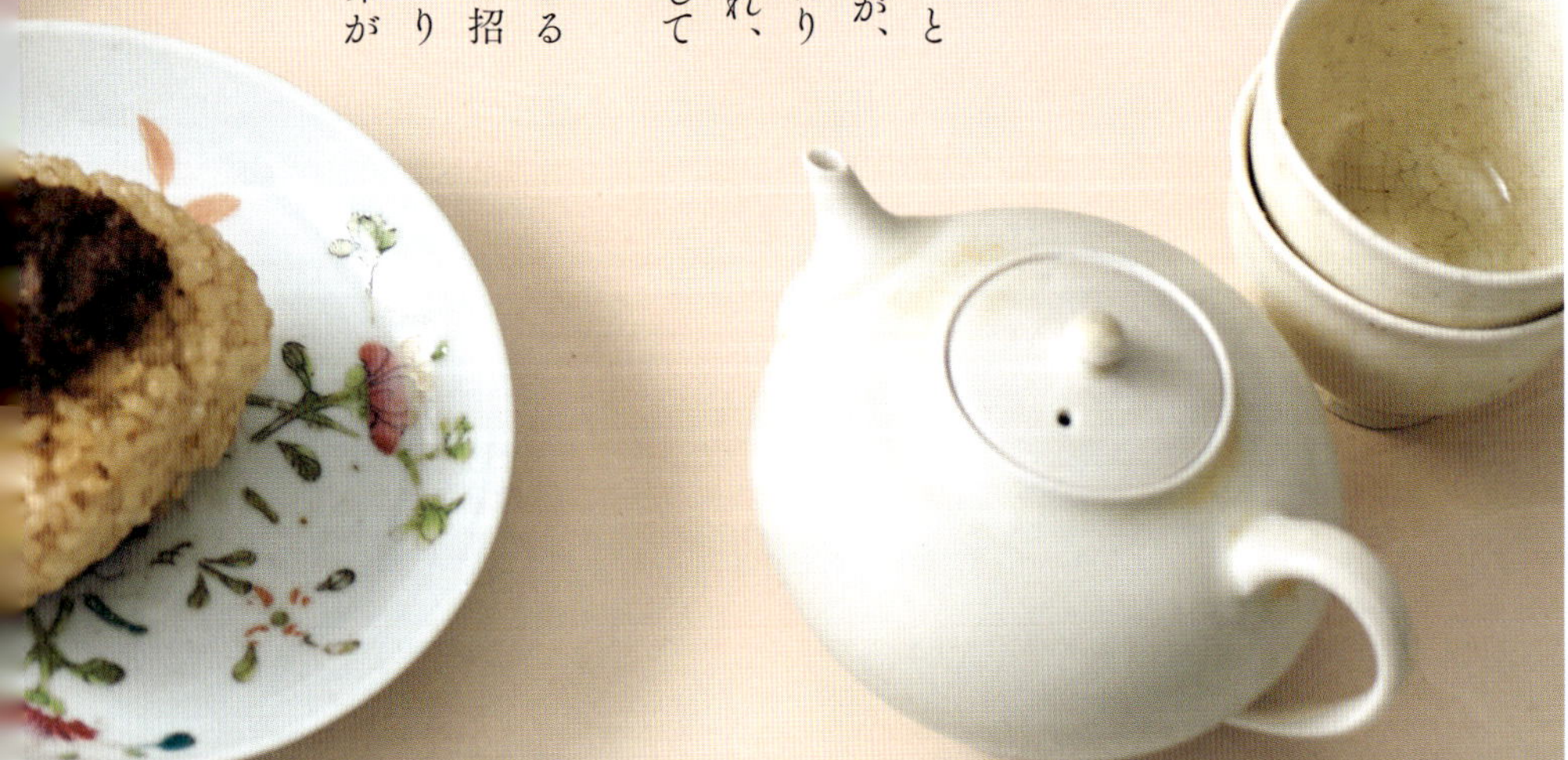

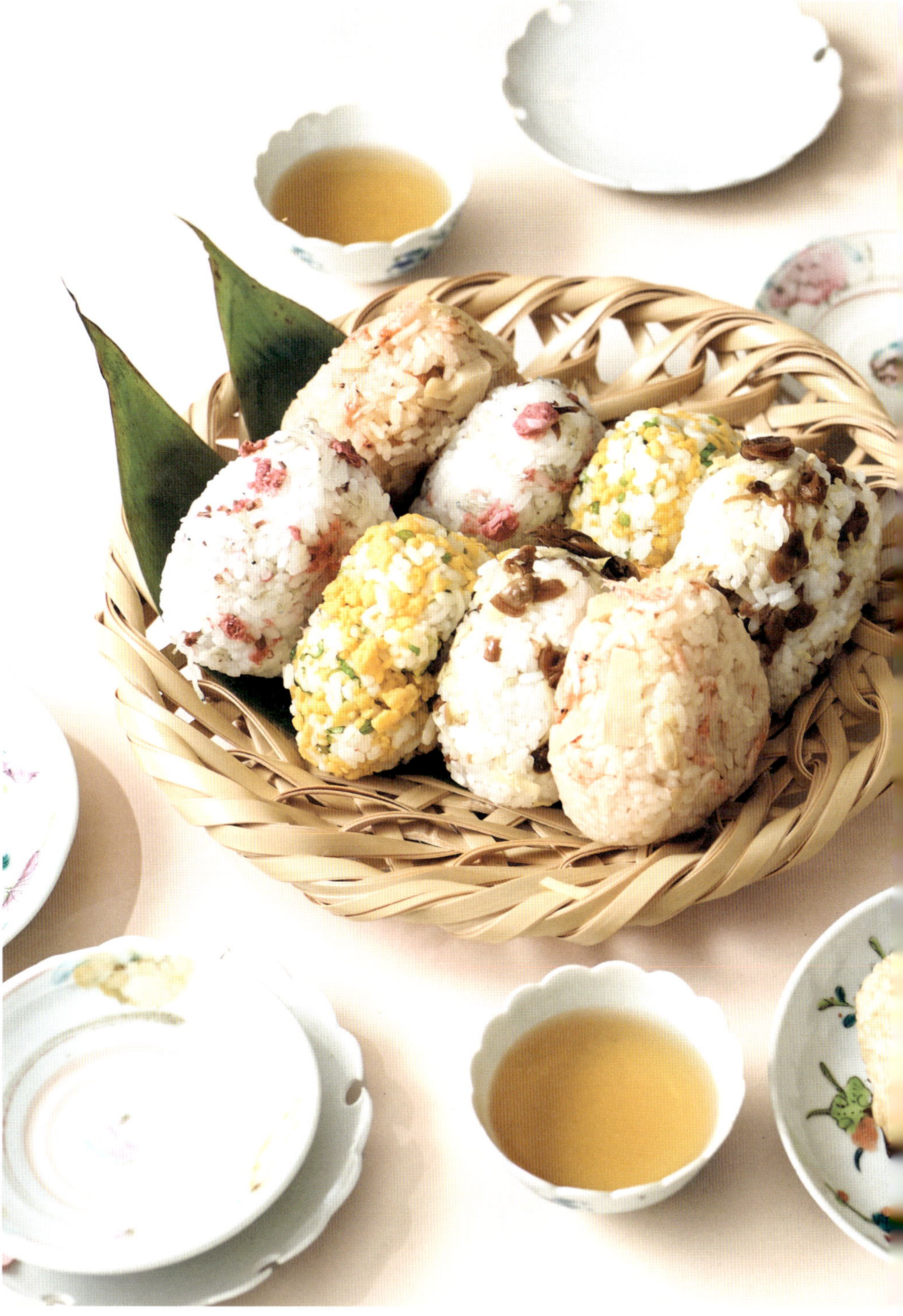

炒り卵とせりのおむすび

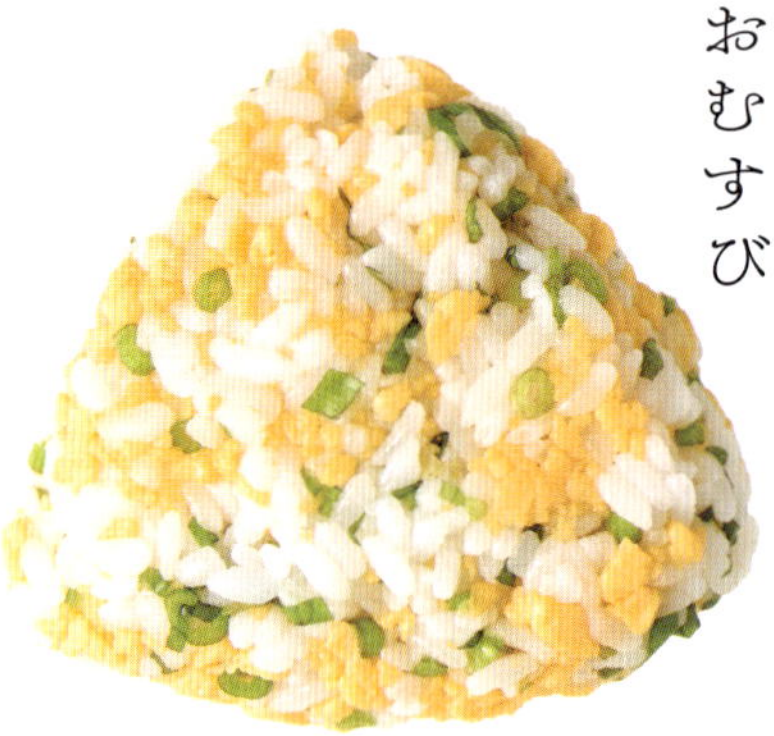

材料　2個分

卵（溶きほぐす）… 小2個
A｜酒 … 小さじ1
　｜塩 … 少々
せり（ゆでてみじん切り）… 1株
ごはん… 茶碗軽く2杯分（240g）

作り方

❶ 溶き卵に**A**を加えてよく混ぜる。

❷ 小鍋に①を茶こしでこしながら入れて火にかけ、菜箸4～6本で絶えずかき混ぜて細かい炒り卵を作る。

❸ ボウルにごはんと②、水けをきったせりを入れて混ぜ、手に塩酢（p.11）をつけて半量ずつおむすびにする。

卵の黄色とせりの緑が菜の花のような、春色のおむすびです。せりのさわやかな香りと苦味には、ストレスをやわらげるはたらきがあり、肝の高ぶりによるイライラにも効果的です。

炒り卵は細かくそぼろ状にすることで、ごはんとよくなじんでおむすびにしやすくなり、たんぱく質も補給できるのがうれしいです。

あさりの佃煮としょうがのおむすび

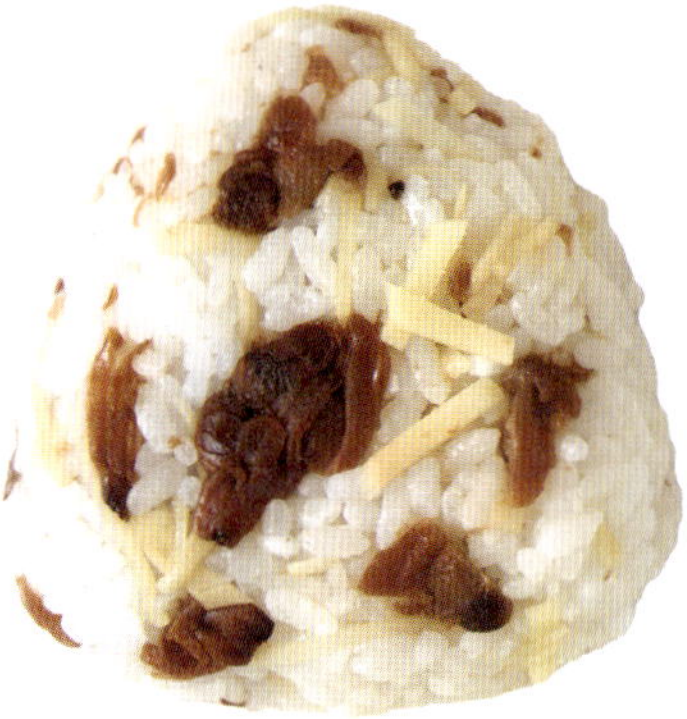

材料　2個分

あさりの佃煮（市販品・粗く刻む）… 30g
しょうが（せん切り）… 1かけ
ごはん… 茶碗軽く2杯分（240g）

作り方

❶ ボウルにすべての材料を入れて混ぜ、手に塩酢（p.11）をつけて半量ずつおむすびにする。

旬の新鮮なあさりが手に入ったら、自家製の佃煮を作ってみましょう。

あさりには、肝機能を整え、血液をきれいにする作用があり、しょうがには辛味成分による体熱発散とめぐり促進作用があります。この2つで新鮮な血液が全身に行き渡ります。

［あさりの佃煮の作り方］ 作りやすい分量

あさりは酒蒸しにして殻をはずし、別の鍋に茶こしでこした蒸し汁とあさりのむき身（1カップ）、きび砂糖（大さじ1）、しょうゆ（大さじ2）、しょうがのせん切り（1かけ分）を入れて沸騰させ、3分煮る。あさりを一度ざるに上げて取り出し、味をみてみりん（大さじ1）、しょうゆ（大さじ1/2）を加えて煮汁が半量になるまで煮詰める。あさりを戻し、煮汁がなくなるまで煮る。

＊冷蔵で2週間、冷凍で1カ月保存可能。

ふきみその胚芽米焼きおむすび

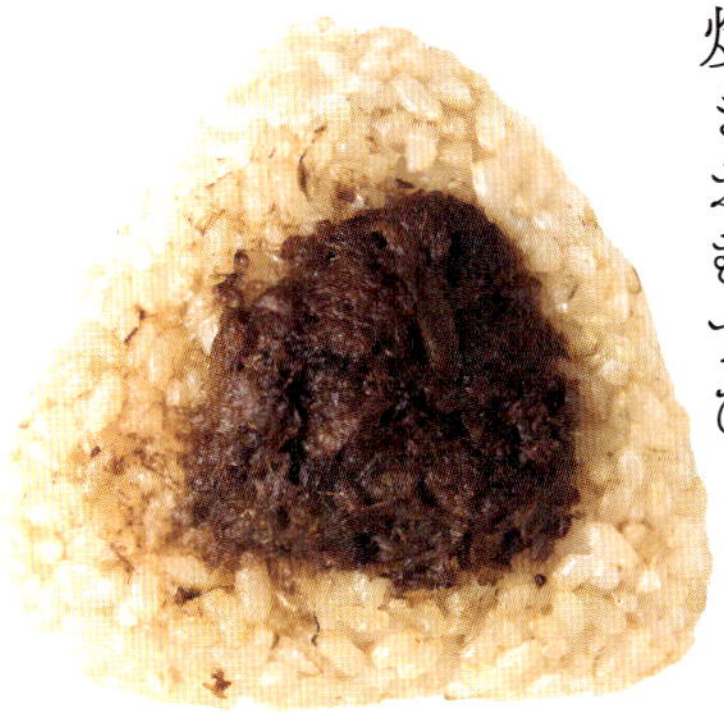

材料　2個分

ふきみそ（市販品）… 大さじ1
胚芽米ごはん（p.46）… 茶碗軽く2杯分（240g）

作り方

❶ 手に塩酢（p.11）をつけて胚芽米ごはんを半量手に取り、中心にふきみそ小さじ1/2をのせ、包むようにしておむすびにする。同様にもう1つ作る。

❷ ①の裏表にふきみそ各面小さじ1/2を塗り、オーブントースターで軽く焼き色がつくまで1分焼く。

ふきのとうは、早春に顔を出す、春一番の山菜。独特な香りと苦味には、春に必要な解毒とめぐりの力が備わっています。保存がきくふきみそにして香ばしい焼きおにぎりにすれば、めぐらす力もアップ。手作りなら、さらにおいしい。

［ふきみその作り方］ 作りやすい分量

ふきのとう（3～4個）を刻んで水にさらしてあくを取り、水けをしっかりしぼって油（適量）で炒める。みそ（大さじ1～2）とみりん（大さじ1）ときび砂糖（大さじ1）を合わせたものを加え、汁けがなくなるまで混ぜながら加熱する。

＊みそは使用するものによって好みで調整を。
＊冷蔵で2週間、冷凍で1カ月保存可能。

たけのこと桜えびの炊き込みおむすび

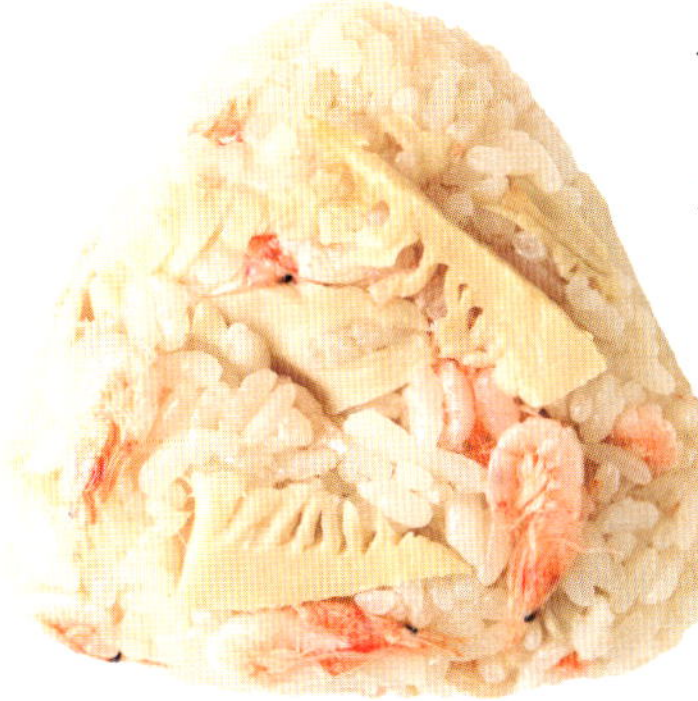

材料　6個分

ゆでたけのこ（2㎝長さの薄切り）… 100g
桜えび … 50g
米（といで水けをきる）… 2合
A｜酒、しょうゆ … 各小さじ2
酒 … 大さじ1
B｜酒 … 大さじ1
　｜塩 … 小さじ1/4
　｜しょうゆ … 小さじ2
昆布 … 3㎝四方

作り方

❶ たけのこは**A**をふり、なじませる。桜えびは酒をふる。

❷ 炊飯器の内釜に米と水340㎖、**B**を入れてよく混ぜる。たけのこと桜えびは汁けをきってのせ、昆布を置いて炊飯する。

❸ 炊き上がったら昆布を取り出して5分蒸らし、上下を返して混ぜ、余分な水分を飛ばす。6等分し、手に塩酢（p.11）をつけておむすびにする。

桜えびのピンクが華やかな印象です。
春が旬のたけのこは、デトックス効果が抜群。冬の間にためこんだ老廃物を排出してくれます。さらに、桜えびの血行促進効果で、きれいになった血液をめぐらせましょう。

春のおむすび定食

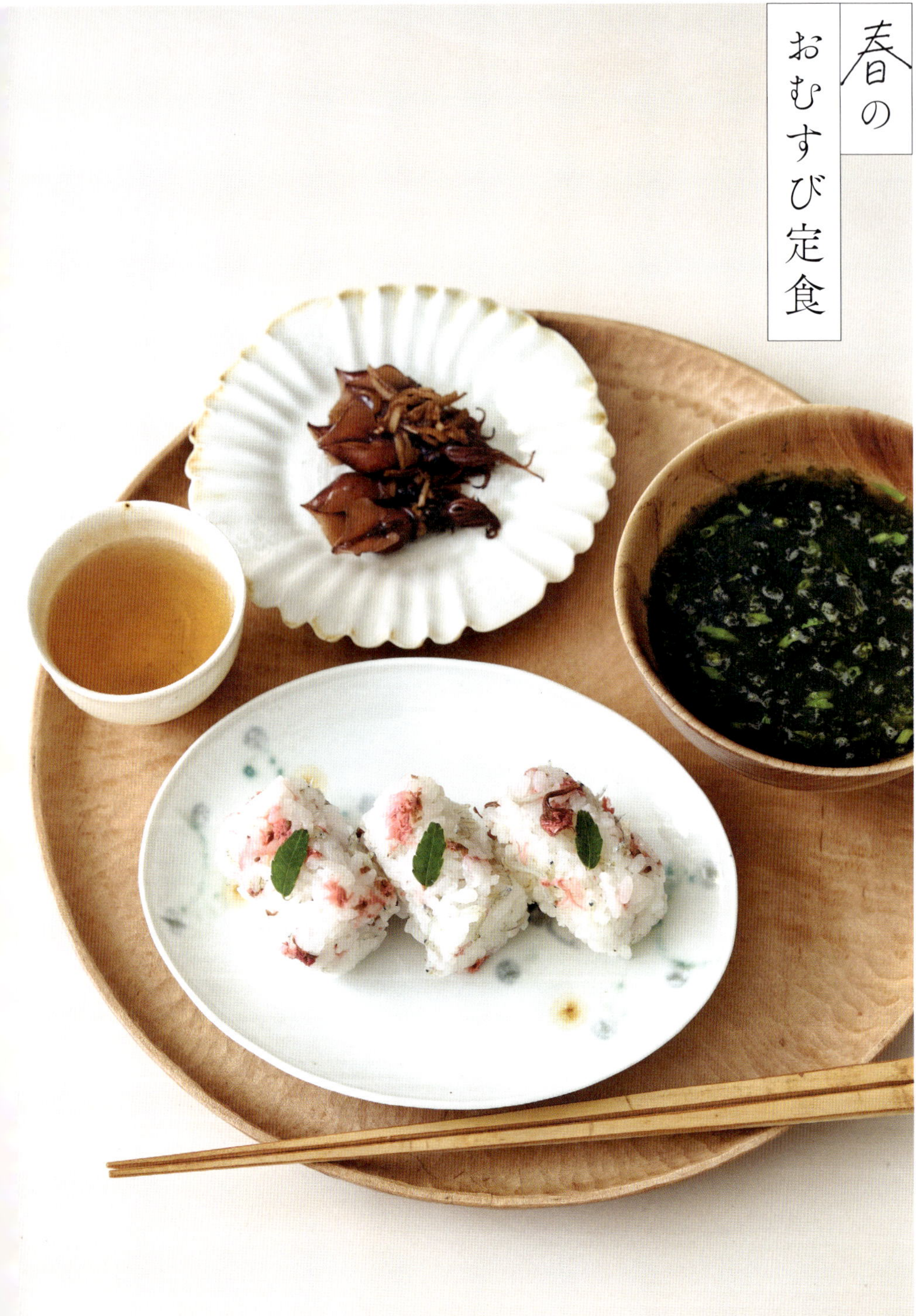

桜とじゃこのおむすび

材料 2人分

桜の花の塩漬け（洗って、粗く刻む）
…20g
ちりめんじゃこ（酒大さじ1をふる）
…大さじ1
ごはん…茶碗軽く2杯分（240g）
木の芽の葉…6枚

作り方

❶ ちりめんじゃこは電子レンジで20秒加熱し、汁けをきる。

❷ ボウルにごはんと桜の花の塩漬け、①を入れて混ぜ、6等分し、手に塩酢（p.11）をつけて俵形のおむすびにする。木の芽の葉を飾る。

春のおもてなしにぴったりなおむすび。桜の花のほんのり甘い香りが春に必要なめぐりを促進。

ちりめんじゃこはたんぱく質とカルシウムが豊富で、不安定になりがちな春の心には欠かせません。

ほたるいかとしょうがの炒り煮

材料 2人分

ほたるいか（口と目を取り除く）
…120g
しょうが（せん切り）…1かけ
米油…適量
酒…大さじ1/2
しょうゆ、みりん…各小さじ2

作り方

❶ フライパンに米油としょうがを入れて弱めの中火で炒め、香りが立ったらほたるいかを加えて30秒炒める。酒をふり入れ、ふたをして30秒加熱する。

❷ ふたを取り、しょうゆとみりんを加えて水分がなくなるまで強めの中火で炒める。

いかは血を養い、気・血のめぐりをよくする食材。しょうがは温め効果が抜群で、気のめぐりを促します。

この2つの組み合わせは、体中に気をめぐらせ、代謝アップに一役買ってくれます。

あおさの吸い物

材料 2人分

あおさ…大さじ2（2g）
せり（粗く刻む）…3〜4本
かつお節…ひとつかみ（1g）
塩…少々
しょうゆ…小さじ1/2

作り方

❶ ボウルにかつお節を入れて熱湯2カップを注ぎ、塩としょうゆを加えて混ぜる。

❷ 2つの器にあおさとせりを半量ずつ入れ、①を茶こしでこしながらそれぞれ注ぐ。

鍋を使わずにささっとできるのに、かつお節の豊かな香りとあおさの磯の香りを満喫できる汁物です。

香りの気をめぐらす力に加え、あおさにはマグネシウムやカルシウム、β-カロテンといったミネラルやビタミンが豊富。

梅雨のおむすび

水分代謝を高めてむくみ対策を

海に囲まれた島国に住む私たち日本人は、そもそも湿気が大敵。とくに湿度が高い梅雨は、脾・胃の弱りに要注意です。脾・胃は水分代謝を担うところで、はたらきが低下すると、湿気が体にたまっ

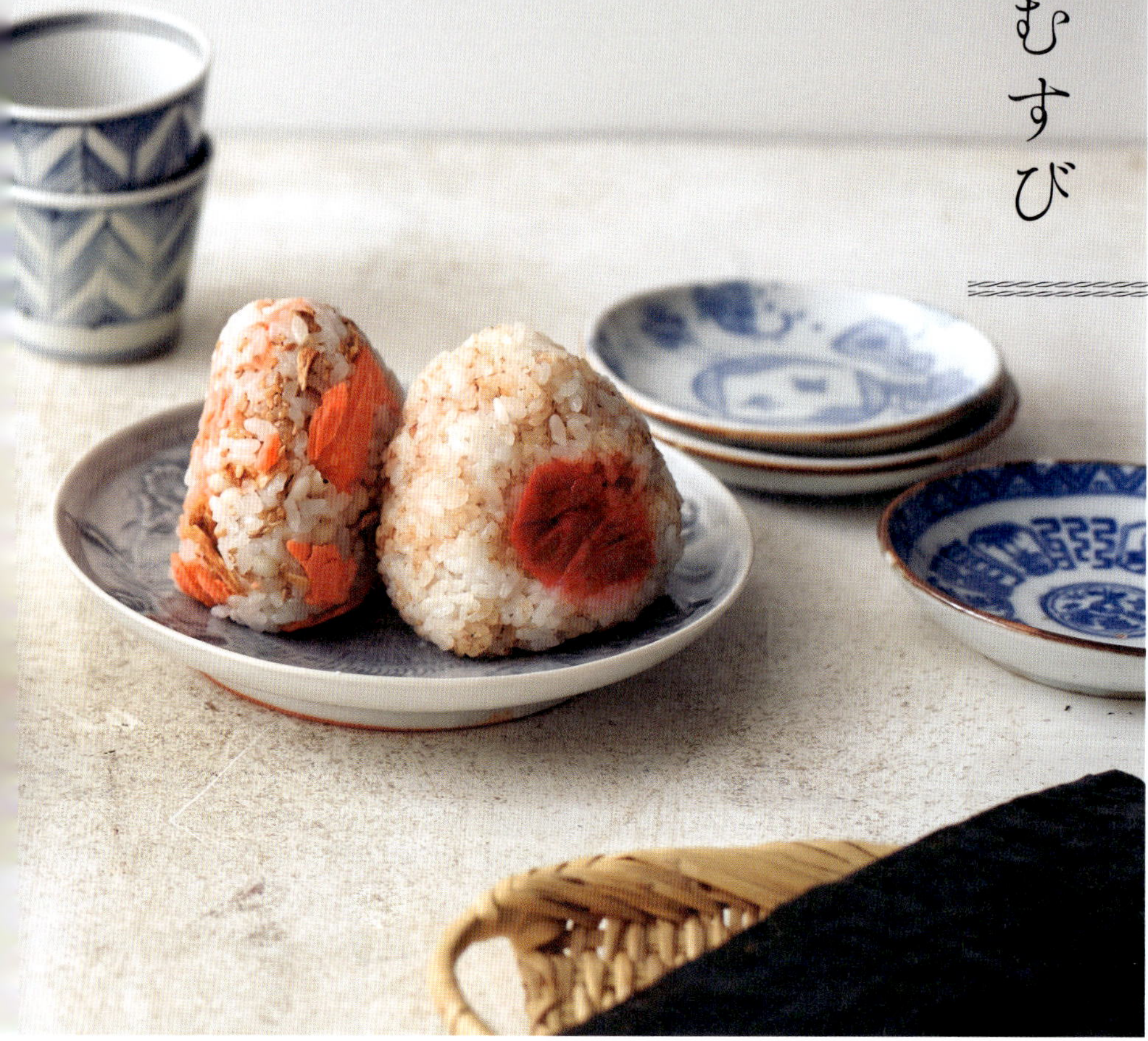

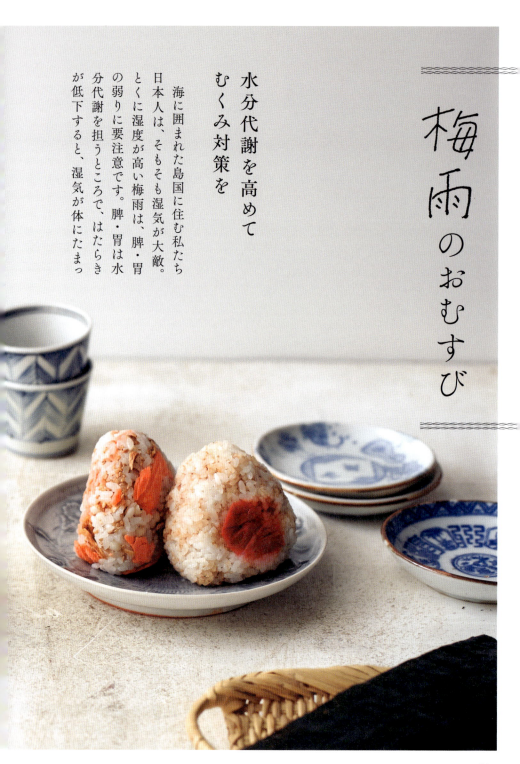

てむくみを招きます。さらに、食欲が低下したり、消化吸収力が落ちて下痢になったり。

この季節は、脾・胃を助け、水分代謝を促す食材を取り入れてみるとよいでしょう。グリンピースやそら豆、枝豆などの豆類、とうもろこし、干ししいたけなどがおすすめです。

脾・胃と並んで水分代謝にかかわるのが腎です。薬膳では黒い食材は腎を補うとされ、海藻類はその代表格。のり巻きおむすびにすれば効果アップが期待できます。

また、白いごはんに、むくみに有効なはと麦を加えてもよいでしょう。

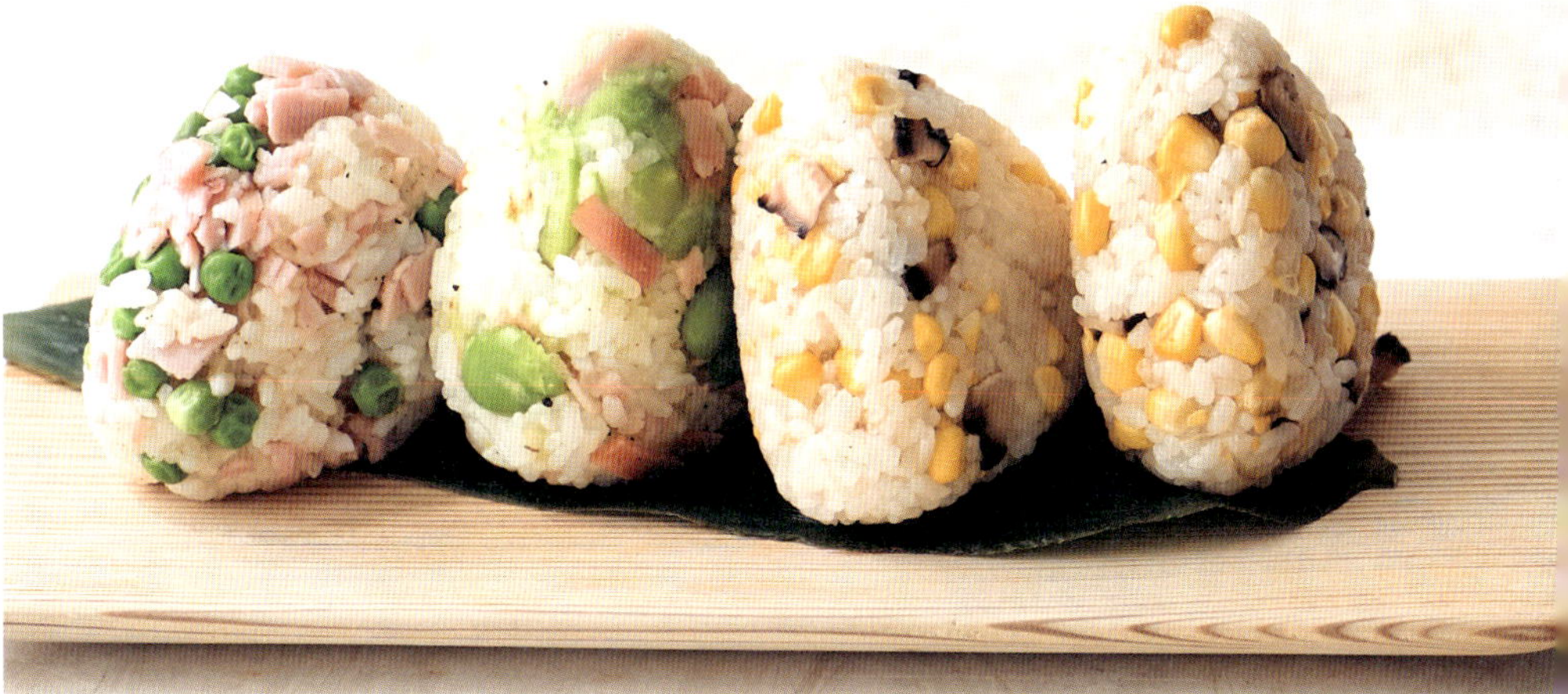

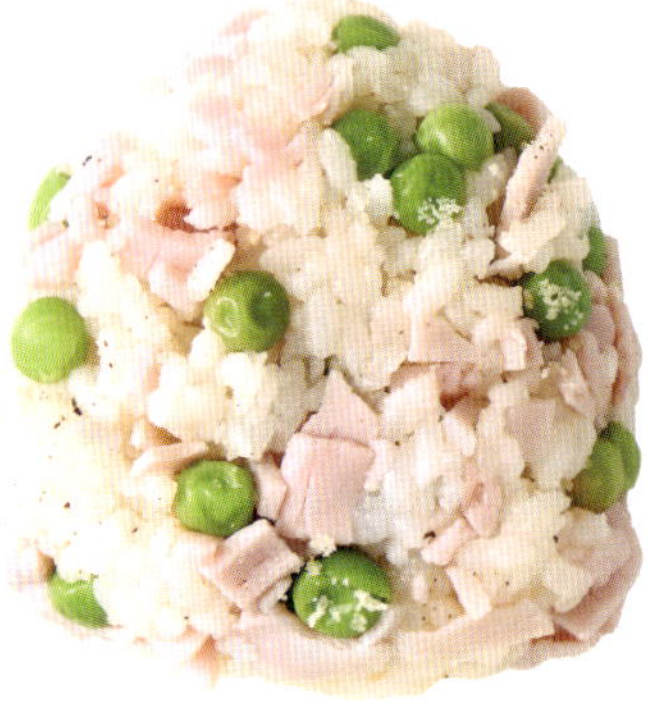

グリンピースとハムと粉チーズのおむすび

材料　2個分

グリンピース（ゆでる・冷凍でも可）
…80g（正味）
ハム（5mm角に切る）…80g
粉チーズ…大さじ3
ごはん…茶碗軽く2杯分（240g）
黒こしょう…少々

作り方

❶ ボウルにすべての材料を入れて混ぜ、塩酢（p.11）を手につけて半量ずつおむすびにする。

体の湿気を取ってくれるグリンピースはむくみに有効なだけでなく、脾と胃のはたらきも助けてくれるので、おなかの弱い人は下痢の改善にもおすすめです。

ハムと粉チーズの洋風の取り合わせで、塩けがしっかりあるからおかずいらず。ピラフのような味わいです。

また、ピンクのハムに丸い緑のグリンピースというルックスは、お弁当に入れると映えること間違いなし。

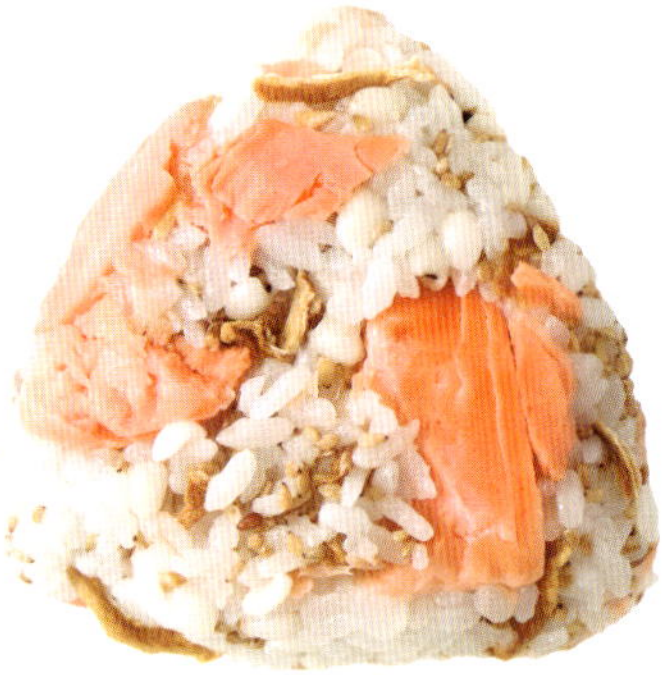

塩鮭と白ごまとドライオニオンのおむすび

材料　2個分

塩鮭…1切れ（80g）
白炒りごま…大さじ1
ドライオニオン（市販品）…大さじ2
ごはん…茶碗軽く2杯分（240g）
酒…大さじ1

作り方

❶ 塩鮭はフライパンに入れて酒をふり、ふたをして蒸し焼きにし、骨と皮を取り除いてほぐす。

❷ ボウルにごはんと①、白ごま、ドライオニオンを入れて混ぜ、塩酢（p.11）を手につけて半量ずつおむすびにする。

温性で胃を温めてくれる鮭は、胃のはたらきを高めて水分代謝を促します。白ごまも水分代謝にかかわる肺・脾・大腸に作用します。この、鮭と白ごまのタッグでむくみを改善。

さらに、玉ねぎのめぐらす力が、水のめぐりをサポートしてくれます。玉ねぎはここではドライオニオンを使用します。甘みが凝縮され、食感も加わるため、おむすびに入れるとよいアクセントになります。

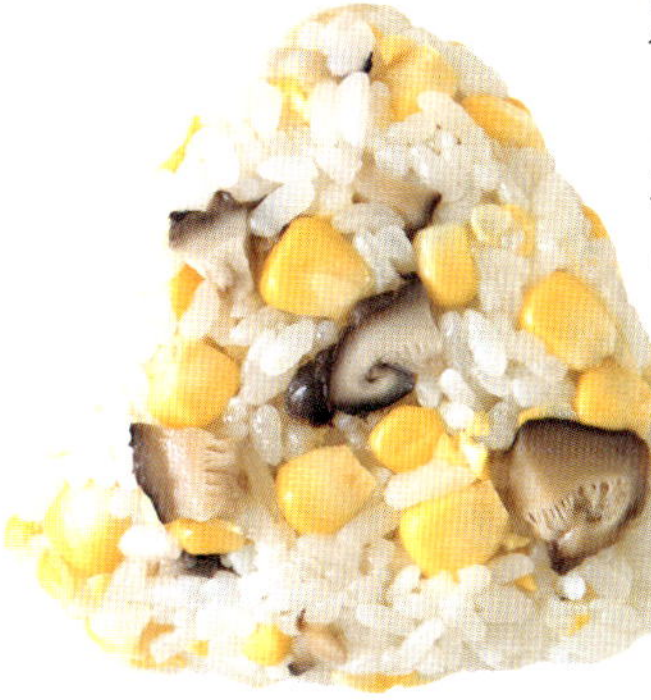

とうもろこしと干ししいたけの炊き込みおむすび

材料 6個分

とうもろこし（包丁で実をそいでほぐす）
…1本
干ししいたけ
（ぬるま湯でもどして5㎜角に切る）…大2枚
しいたけのもどし汁…180㎖
しょうが（せん切り）…15g
米（といで水けをきる）…2合

A
- 酒…小さじ2
- 鶏ガラスープの素…小さじ2
- 塩…小さじ1/2

作り方

❶ 炊飯器の内釜に米を入れ、しいたけのもどし汁を茶こしでこして加え、水170㎖、**A**を加えてよく混ぜる。

❷ ①にとうもろこし、干ししいたけ、しょうがをのせて炊飯する。

❸ 炊き上がったら5分蒸らし、上下を返して混ぜ、余分な水分を飛ばす。6等分し、手に塩酢（p.11）をつけておむすびにする。

むくみは脾のはたらきの低下が原因ですが、干ししいたけは脾の気を補います。漢方でもむくみの特効薬とされるとうもろこしと合わせます。

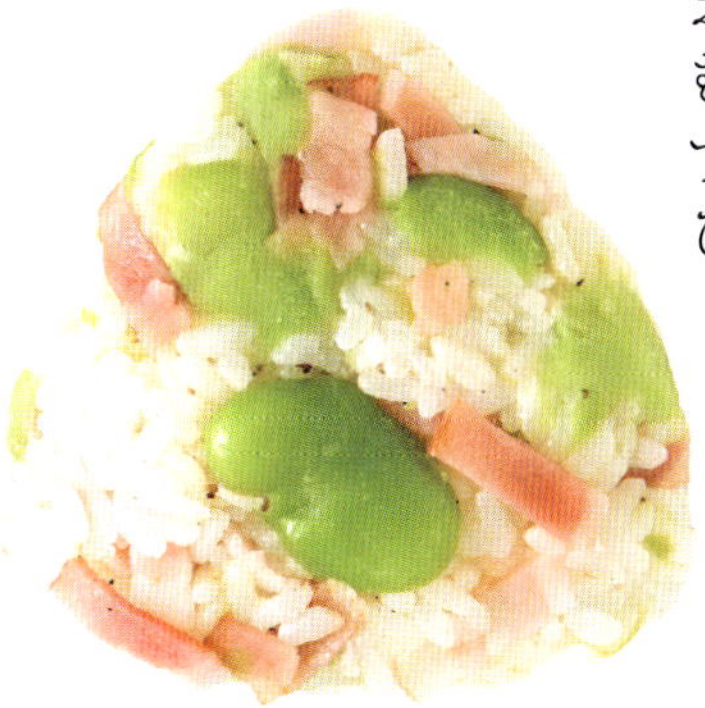

そら豆とベーコンのおむすび

材料 2個分

そら豆（塩ゆでして皮をむく・冷凍でも可）
…100g（正味）
ベーコン（5㎜幅に切る）…50g
ごはん…茶碗軽く2杯分（240g）
塩…小さじ1/5
黒こしょう…少々
＊ベーコンは脂身の少ないショルダーベーコンがおすすめ。

作り方

❶ そら豆は大きければ半分に切って塩少々（分量外）をふってなじませる。ベーコンは油をひかずにフライパンで炒めて脂を出し、ペーパータオルに取って余分な脂を取る。

❷ ボウルにごはんと①を入れ、塩と黒こしょうをふって混ぜ、塩酢（p.11）を手につけて半量ずつおむすびにする。

そら豆は胃にたまった湿気を取るはたらきがあり、食欲のないときや、むくみが気になる人にもってこいの食材です。

また、たんぱく質もしっかりとれ、ミネラルも豊富に含むので、疲労回復にもよいとされています。梅雨時期のじっとりに疲れたら、ぜひ。

梅雨のおむすび定食

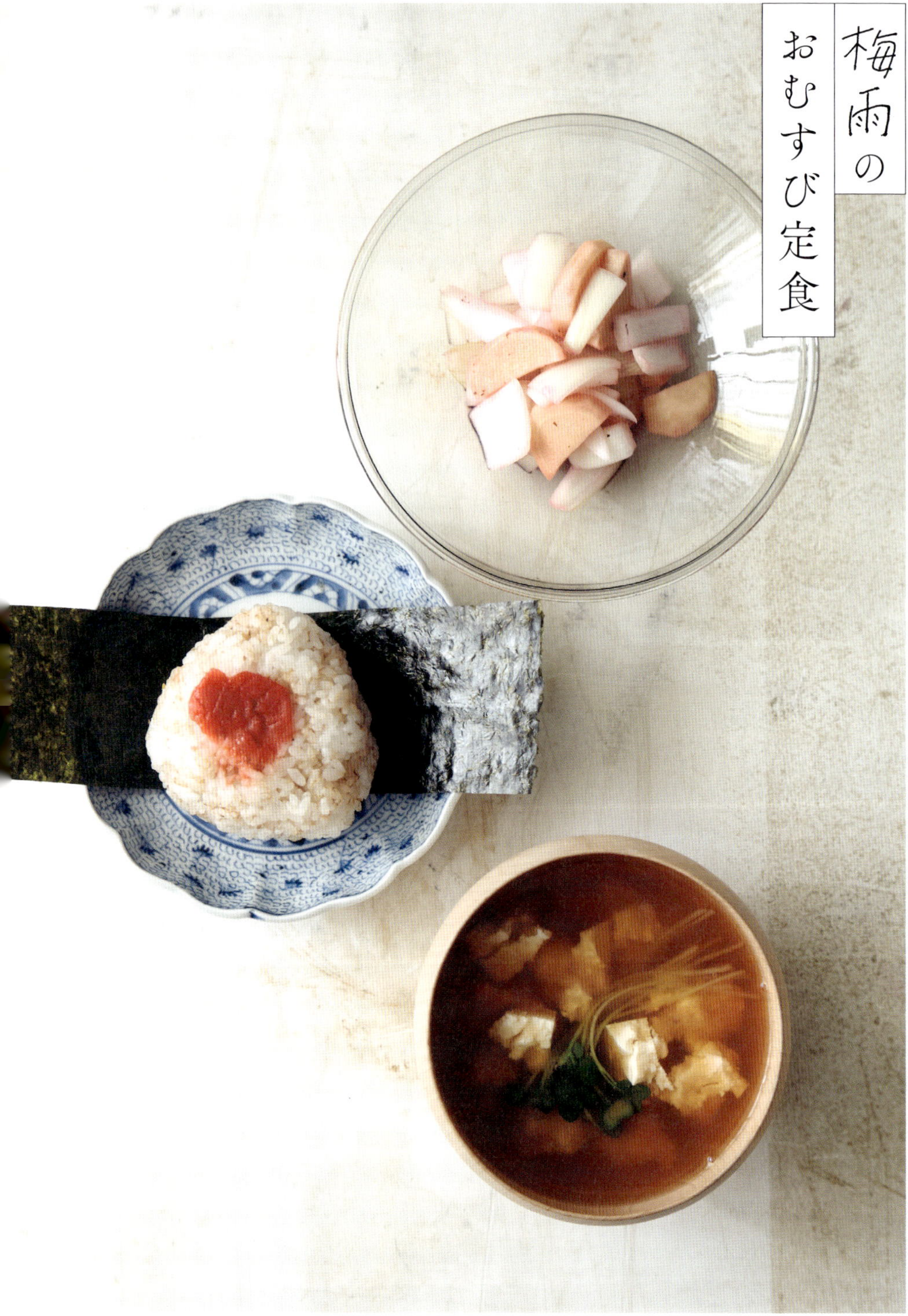

たたき梅のおかか おむすび

材料 2個分

梅干し（種を取り、1個は包丁でたたく）
… 2個
かつお節（炒って、手でもんで細かくする）
… 大さじ4
ごはん … 茶碗軽く2杯分（240g）
しょうゆ … 小さじ1
酒 … 小さじ1
焼きのり … 適量

作り方

❶ ボウルにかつお節としょうゆ、酒を入れ、よく混ぜる。

❷ ①にごはん、たたいた梅干しを加えて混ぜ、塩酢（p.11）を手につけて半量ずつおむすびにする。

❸ 残りの梅干しを2等分して②にそれぞれのせ、のりを添える。

湿気にやられて食欲が落ちたときには、梅干しの酸味と塩分で回復を。梅雨の時季は旬の梅の力を借りましょう。

新しょうがと 新玉ねぎのピクルス

材料 作りやすい分量

新しょうが（皮を包丁でこそげ、3mm幅の半月に切る）… 100g
新玉ねぎ（1cm幅のくし形切りにし、長さを半分に切る）… 大1/2個（100g）

A
酢 … 1/2カップ
塩 … 小さじ1
白ワイン … 1/4カップ
はちみつ … 小さじ1
黒粒こしょう … 小さじ1
赤唐辛子（好みで）… 小1本

作り方

❶ ボウルに**A**を入れてよく混ぜ合わせる。味をみて酸味、塩味、甘味を好みに調整する。

❷ ①にしょうがと玉ねぎを加えてよく混ぜ、ときどき混ぜながら約1時間おく。

＊消毒した保存びんに入れ、冷蔵で1カ月保存可能。

新物同士を合わせたフレッシュな一品です。しょうがと玉ねぎは、どちらも辛味でめぐりを促す名コンビ。

くずし豆腐のみそ汁

材料 2人分

木綿豆腐（水きりし、ふきんなどに包んで手でくずす）… 1/3丁
かいわれ大根 … 1/2パック（20g）
いりこ（だし用・頭と内臓を取る）… 5本
酒 … 大さじ1
みそ … 大さじ1と1/2

暑さと湿気で体に熱がこもったら、涼性の豆腐・大根・みその組み合わせを。温かい汁は体を冷やしすぎません。

作り方

❶ 小鍋にいりこを入れて酒をふり、水2カップを加えて10分おいて火にかける。沸騰したら豆腐を入れ、再び沸騰したらみそを溶き入れ、火を止める。

❷ かいわれ大根を半量ずつ菜箸で取り、①の鍋に沈めて火を通して取り出す。

❸ ①を器に盛り、②をのせる。

夏のおむすび

疲労回復にぴったりなパワーおむすびを

夏のおむすびには、疲労回復、食欲増進、体を冷やすといった効能のある、夏バテ・暑さ対策に有効な食材を組み合わせましょう。

夏に不足しがちなビタミンやミネラルもしっかり補給できるうなぎや豚肉、チーズ、枝豆などのたんぱく源をチョイスして、パワーをチャージ。これらの食材は胃腸も元気にしてくれるので、夏バテ知らずで過ごせます。

体を冷やすにはカラフルな夏野菜を。暑さからくるイライラを解消してくれる香りのよいハーブや薬味類もぜひ取り入れましょう。

そして、気温が高い時期には衛生面にも注意を。おむすびは素手で作るのが好ましいのですが、この季節だけは調理用手袋をしたり、使用するまな板や包丁といったキッチン用品の熱湯消毒・アルコール消毒を忘れずに。具材に殺菌力のあるしそや梅干しを加えるのも手です。

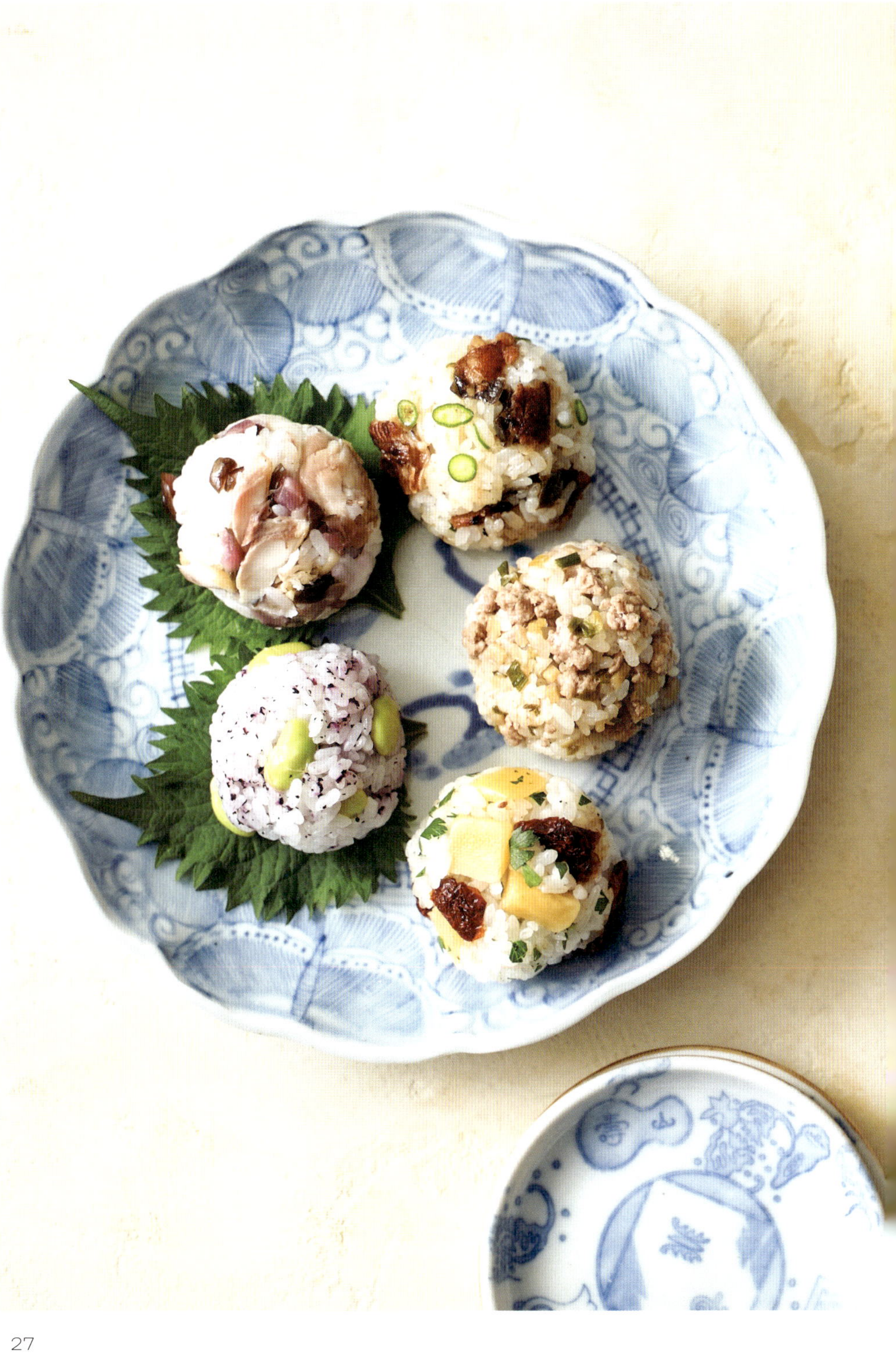

あじの干物としば漬けのおむすび

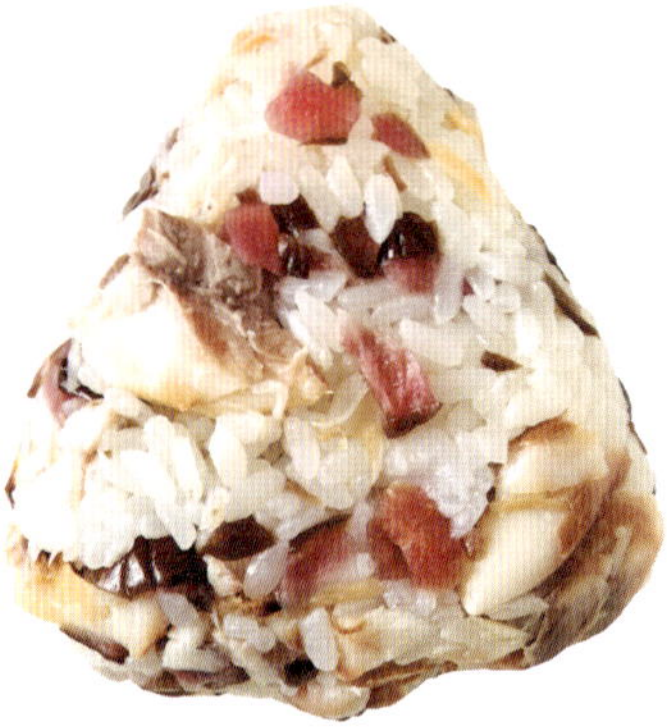

材料　2個分

あじの干物 … 1枚
しば漬け（粗いみじん切りにして汁けをきる）
　… 60g
ごはん … 茶碗軽く2杯分（240g）
酒 … 大さじ1

作り方

❶ あじはフライパンに入れて酒をふり、ふたをして蒸し焼きにし、頭や骨などを取り除いてほぐす。

❷ ボウルにごはんと①、しば漬けを入れて混ぜ、手に塩酢（p.11）をつけて半量ずつおむすびにする。

気・血を補うあじは、温性で体を温めるので、冷房で疲れたときにおすすめの具材。

さっぱりとした味わいをプラスしてくれるしば漬けは、その赤い色のもととなる赤じそがポイントです。同じく温性で、めぐらす作用があるため、あじで養った気・血を体のすみずみまで運んでくれます。この赤い色素はアントシアニンの仲間であるシアニジンというもので、眼精疲労や全身の疲労回復にもよいとされ、殺菌作用もあり、暑い季節にはもってこいです。

うなぎと青唐辛子のおむすび

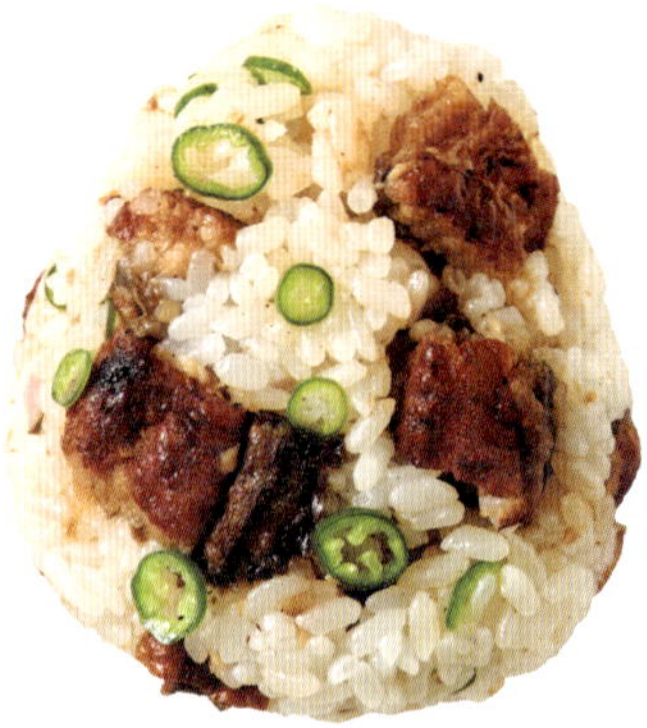

材料　2個分

うなぎ蒲焼き … 1/2枚
青唐辛子（種を取り、小口切り）… 2本
ごはん … 茶碗軽く2杯分（240g）
うなぎのたれ、粉山椒 … 各適量

作り方

❶ うなぎはたれをかけて電子レンジで1分加熱し、粉山椒をふる。縦半分に切って7㎜幅に切り、さらにたれをからませる。

❷ ボウルにごはんと①、青唐辛子を入れて混ぜ、手に塩酢（p.11）をつけて半量ずつおむすびにする。

土用の丑の日にうなぎを食べる風習の由来は諸説ありますが、薬膳的に見てあながち間違いではありません。うなぎは血・気を補い、陰陽（p.106）のバランスを整え、疲労回復にはたらきます。加えた青唐辛子は辛味でうなぎのパワーをしっかり全身にめぐらす役割。ピリリとした味わいも好相性で、暑いこの季節にぴったりです。栄養の面から見ても、うなぎは免疫力を高めるビタミンAや疲れを癒やすビタミンB群などが豊富。夏のごちそうおむすびとして、おもてなしにも喜ばれます。

香味野菜入り肉みそおむすび

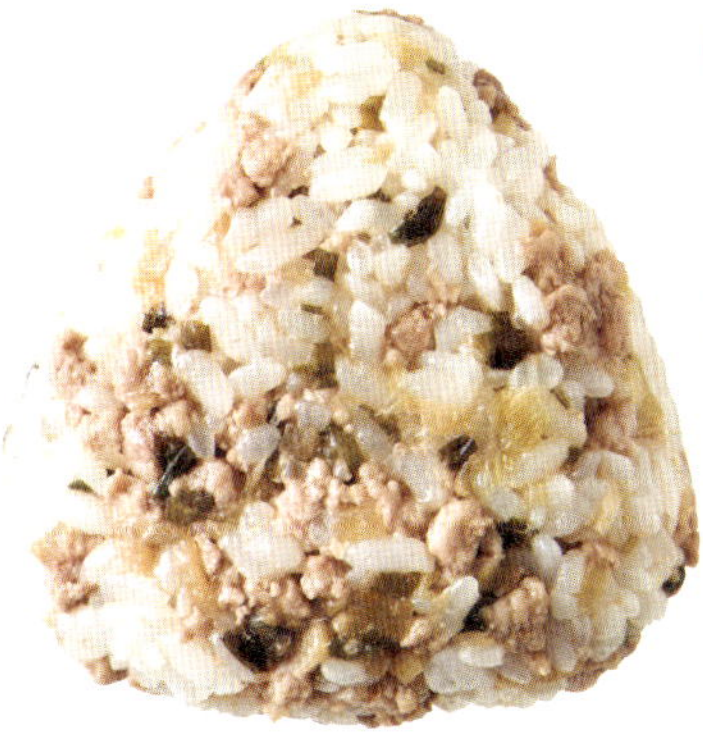

材料　2個分

肉みそ … 大さじ3
ごはん … 茶碗軽く2杯分（240g）

〈肉みそ（作りやすい分量）〉
豚ひき肉（赤身・酒大さじ2を加えてほぐす）… 200g
米油 … 大さじ2
しょうが（皮を包丁でこそげてみじん切り）… 40g
細ねぎ（小口切り）… 1束
A｜みそ … 大さじ2
　｜きび砂糖、酒 … 各大さじ1

作り方

❶ 肉みそを作る。フライパンに米油を入れてしょうがを炒め、香りが立ったら豚肉を加えてパラパラになるまで炒める。細ねぎを加えて炒め、混ぜ合わせた**A**を加え、強火で炒める。ごま油小さじ1（分量外）を鍋肌から加える。

❷ ボウルにごはんと分量の①を入れて混ぜ、手に塩酢（p.11）をつけて半量ずつおむすびにする。

＊肉みそは、冷蔵で3～4日、冷凍で3週間保存可能。

しょうがとねぎの香味野菜をたっぷり入れた肉みそは、気をめぐらせて疲れを回復。

ドライトマトとミモレットの胚芽米おむすび

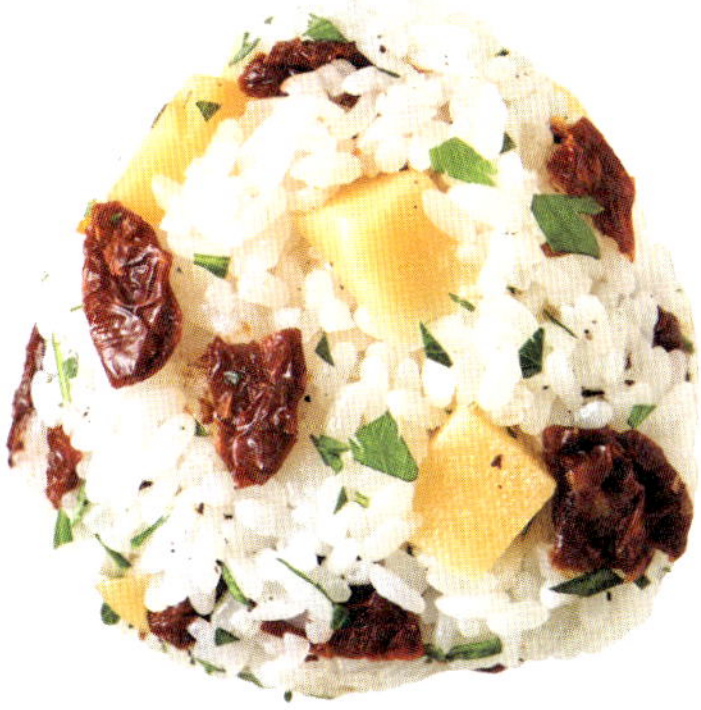

材料　2個分

ドライミニトマト（5㎜角に切る）
　… 40g
ミモレット（またはゴーダなど・5㎜角に切る）
　… 30g
イタリアンパセリの葉（粗いみじん切り）
　… 5～6枚
胚芽米ごはん（p.46）
　… 茶碗軽く2杯分（240g）
黒こしょう … 適量

作り方

❶ ボウルにすべての材料を入れて混ぜ、手に塩酢（p.11）をつけて半量ずつおむすびにする。

夏野菜の代表格、トマトは、おむすびにするときは水分が抜けたドライを。市販のものには、塩がついた状態のものもあるので、その場合は塩をよくぬぐってから使います。トマトは胃のはたらきを活発にするので、暑さで胃腸が弱ったときに取り入れてみましょう。

また、チーズは汗とともに失われるカルシウム補給に、ハーブの香りは暑さのイライラ解消に役立ちます。

歯応えのある具材の組み合わせなので、少し食感のある胚芽米ごはんがよく合います。

夏のおむすび定食

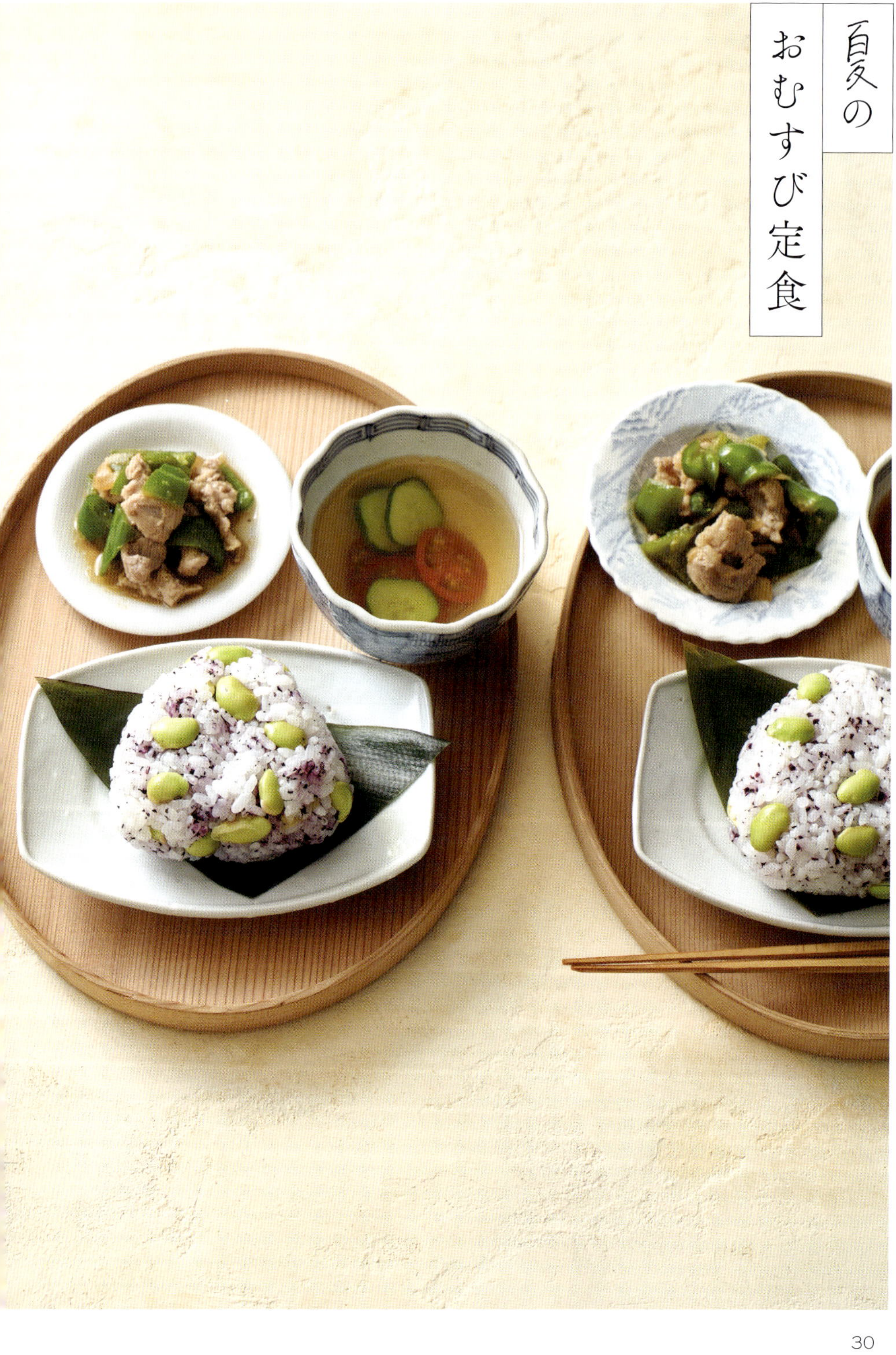

枝豆のしそ風味おむすび

材料　2個分

枝豆（ゆでる・冷凍でも可）
　… 40g（正味）
赤じそふりかけ … 小さじ1と1/2
ごはん … 茶碗軽く2杯分（240g）

豊かな風味と味わいで、おむすびに食べ応えを与えてくれる枝豆。気を補って血をめぐらせ、夏バテ解消に効果を発揮するほか、肝機能を助けるので二日酔い予防にも最適です。赤じそのさっぱり感もポイントで、飲んだあとのしめのごはんにも食べたいおむすびです。

作り方

❶ ボウルにごはんと赤じそふりかけを入れて混ぜ、枝豆を加えて混ぜ合わせる。手に塩酢（p.11）をつけて半量ずつおむすびにする。

ピーマンと豚こまの炒り煮

材料　2人分

ピーマン（2㎝大の乱切り）… 4個
豚こま切れ肉（2㎝幅に切る）
　… 150g
酒 … 大さじ2
しょうゆ … 小さじ3
米油 … 大さじ1強
黒こしょう … 少々

血流をよくして肌トラブルに有効なピーマンは、抗酸化作用があり、紫外線によるダメージにも有効。また、さわやかな香りは夏のイライラ解消にも役立ちます。同じ夏野菜のししとうで代用してもOK。

作り方

❶ ボウルに豚肉と酒大さじ1をふり入れてほぐしながら混ぜ、しょうゆ小さじ1を加えてなじませる。

❷ フライパンに米油を熱し、ピーマンを炒める。①の汁けをきってほぐしながら加え、肉の色が変わるまで炒める。残りの酒をまわしかけ、残りのしょうゆも加えて全体を混ぜながら強火で炒めて水分を飛ばす。最後に黒こしょうをふる。

きゅうりとミニトマトのスープ

材料　2人分

きゅうり（薄切り）… 1/2本
ミニトマト（1個を5枚に切る）… 2個
かつおだし汁 … 1と1/2カップ
酒 … 小さじ1
塩 … 小さじ1/3
しょうゆ … 数滴

作り方

❶ 鍋にだし汁を入れて温め、酒、塩、きゅうりを加えてひと煮立ちさせる。

❷ 器にミニトマトを入れ、①を注ぎ、しょうゆを加えてひと混ぜする。

食欲がないときでもさっぱりといただける和風スープ。トマトの酸味が胃腸を刺激し、きゅうりが体の熱を取ってむくみ解消にもはたらきます。しょうがやみょうがを加えても。

秋のおむすび

肺と大腸をうるおして季節の変化をのりきる

秋は気温の変化が大きい季節です。初秋は残暑がきびしく、湿度も高い。中秋は暑さが残るものの乾燥が始まります。晩秋になると、気温が下がり、空気はさらに乾いてきます。

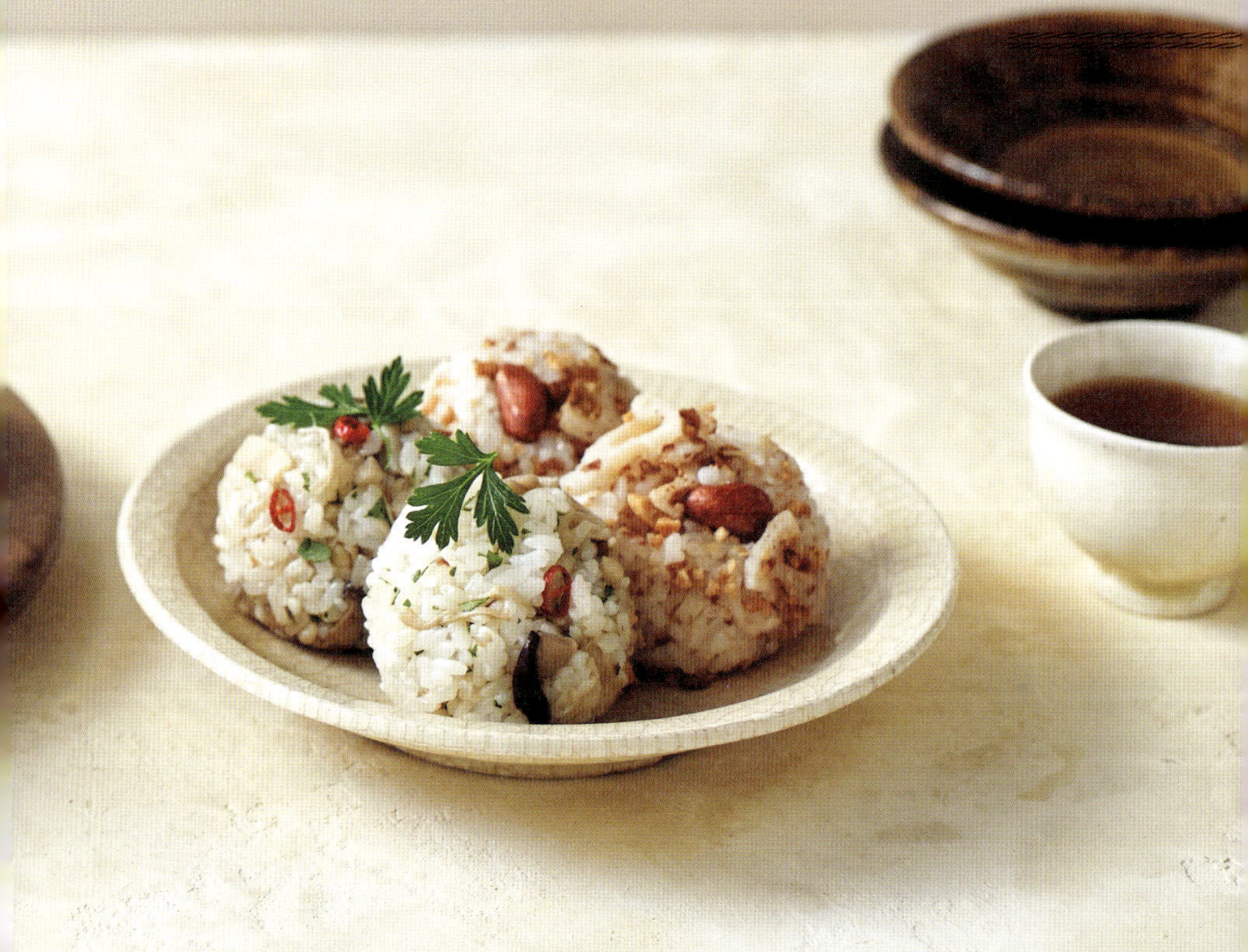

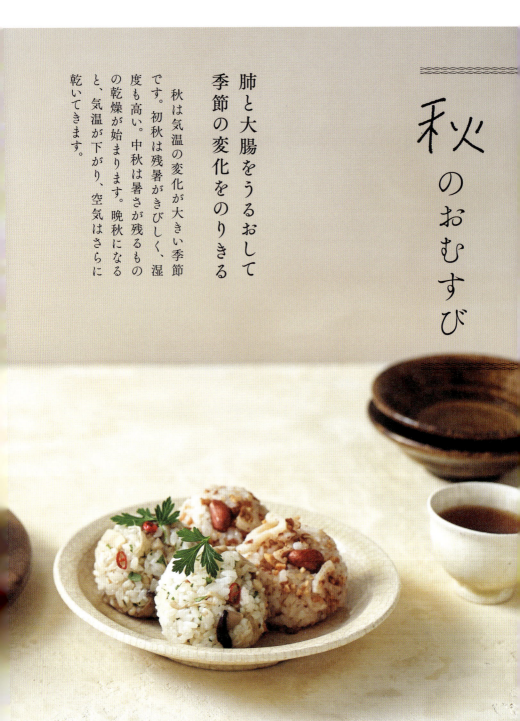

ひと口に秋といっても、そんな季節のうつろいに合わせて、そのときどきでおむすびの具材も選んでみましょう。

初秋は夏にたまった熱を取る食材を。中秋から晩秋にかけては、うるおい補給や免疫力アップの食材、冬に向けて気を養う食材を徐々に増やしていきます。

また、秋で大切にしたいのが、肺と大腸のケアです。肺と腸をうるおして乾燥から体を守り、秋に旬を迎える食材に豊富に含まれる食物繊維で腸を整えましょう。

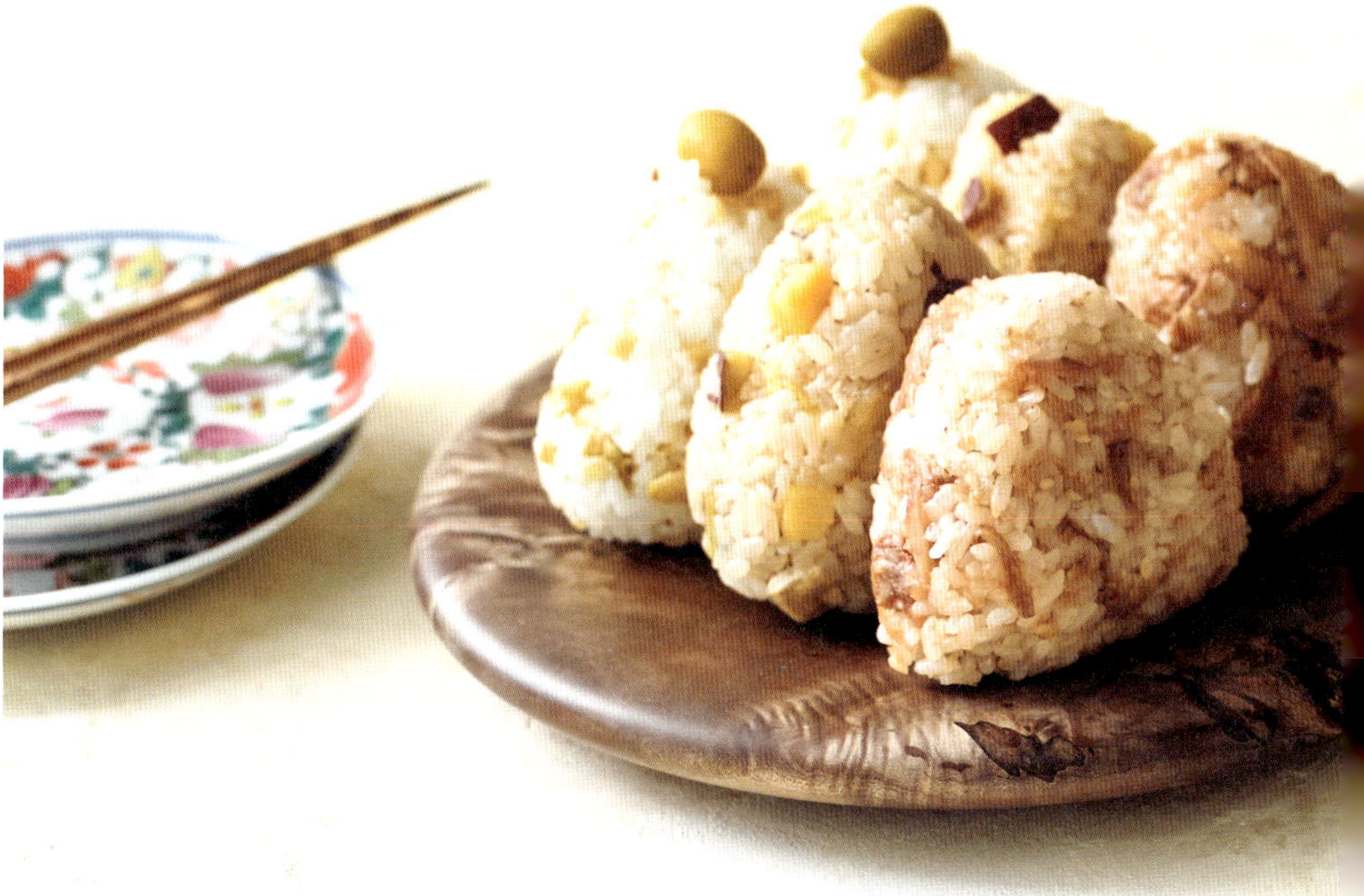

きのことパセリのおむすび

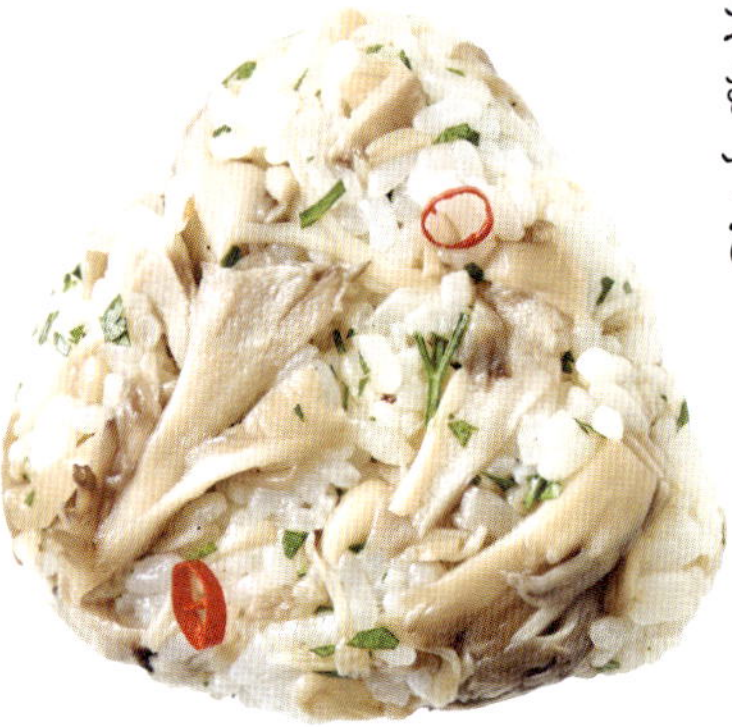

材料　2個分

舞茸（ほぐして2cm長さに切る）… 1/2パック（50g）
えのきたけ（1cm長さに切る）… 1/2袋（50g）
イタリアンパセリの葉（みじん切り）… 5～6枚
ごはん … 茶碗軽く2杯分（240g）
米油 … 小さじ1
バター … 10g
赤唐辛子（種を取って小口切り）… 1/2本
酒 … 大さじ1
塩、しょうゆ … 各小さじ1/4

作り方

❶ フライパンに米油を熱し、きのこ類、バター、赤唐辛子を加えて炒める。しんなりしたら酒を加え、ふたをして蒸し焼きにする。きのこに火が通ったら塩としょうゆを加え、水分を飛ばすように強めの中火で炒める。イタリアンパセリを加えて混ぜる。

❷ ボウルにごはんと①を入れて混ぜ、手に塩酢（p.11）をつけて半量ずつおむすびにする。

秋の味覚といえば、きのこ。夏に失った気を補うのに有効。チャージした気は、パセリの香りや赤唐辛子の辛味でめぐらせましょう。

れんこんとピーナッツのおむすび

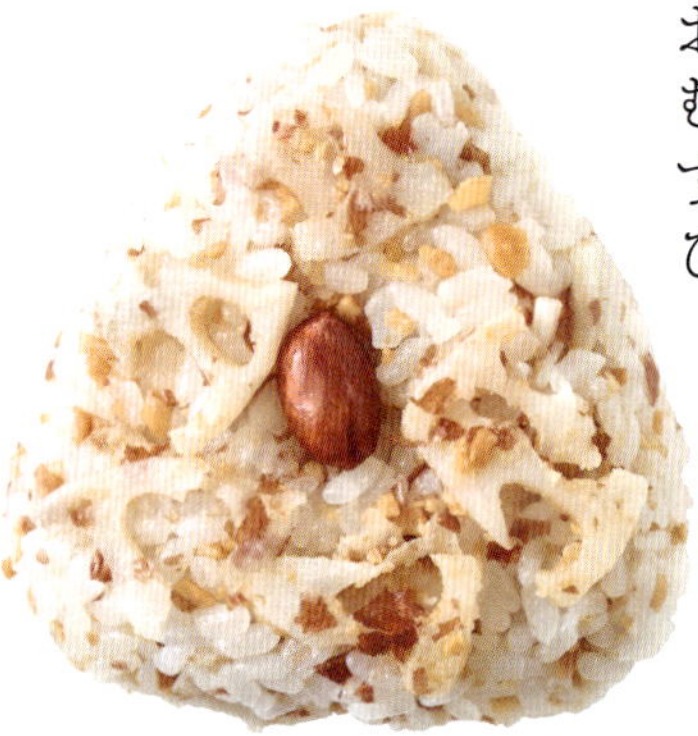

材料　2個分

れんこん（2cm大の薄切りにし、酢水にさらす）… 70g
ピーナッツ（炒って粗いみじん切り）… 30g
ごはん … 茶碗軽く2杯分（240g）
米油 … 小さじ1
塩 … 少々
しょうゆ … 小さじ1/2

作り方

❶ フライパンに米油を熱し、水けをきったれんこんを炒める。しんなりしたら塩としょうゆをふり入れ、全体がなじむように炒めて火を止める。ペーパータオルなどに取って、余分な油を取る。

❷ ボウルに①とピーナッツを入れて混ぜ、ごはんを加えて混ぜる。手に塩酢（p.11）をつけて半量ずつおむすびにし、ピーナッツ1粒（分量外）を中央に埋め込む。

寒性で体の余分な熱を取り除いてくれるれんこんは、暑さの残る初秋にとりたい根菜。浄化する力もあるといわれ、血の滞りを改善し、めぐりをよくするはたらきも。

実は、ピーナッツの赤い皮にも同じ作用があるので、ピーナッツは皮をむかずに使いましょう。

さつまいもと油揚げの炊き込みおむすび

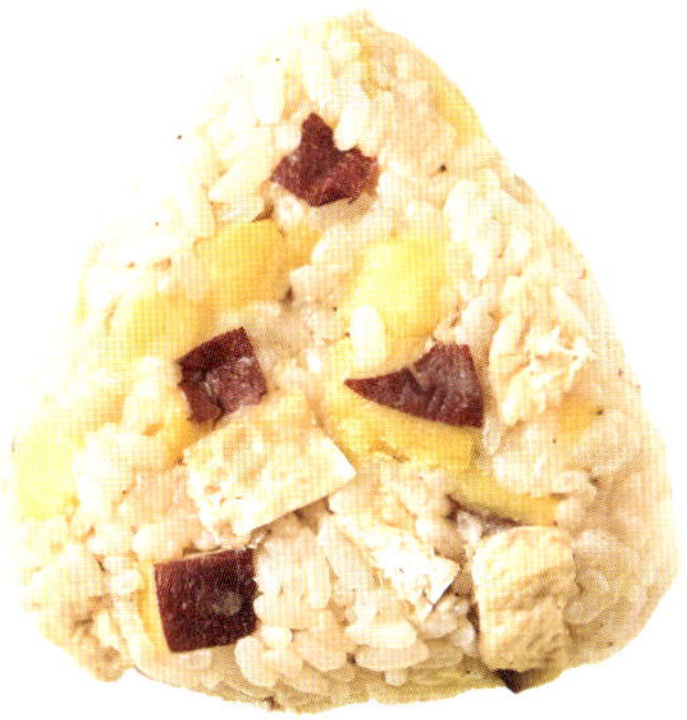

材料　6個分

さつまいも（皮ごと8㎜角に切り、水にさらす）… 200g
油揚げ（油抜きをして8㎜四方に切る）… 1枚
白すりごま … 大さじ2
米（といで水けをきる）… 2合
A　酒 … 大さじ2
　塩 … 小さじ1/2
　しょうゆ … 大さじ1

作り方

❶ 炊飯器の内釜に、米と水360㎖、**A**を入れてよく混ぜる。さらに白ごまを加えてよく混ぜ、水けをきったさつまいもと油揚げをのせて炊飯する。

❷ 炊き上がったら5分蒸らし、上下を返して混ぜ、余分な水分を飛ばす。6等分し、手に塩酢（p.11）をつけておむすびにする。

秋が旬のいも類はどれも気を補うための大切な食材です。なかでもさつまいもは食物繊維も豊富。皮にもたっぷり含まれるので、むかずに皮ごと使います。

また、肺がダメージを受けやすい秋は白い食材を取り入れましょう。白ごまをプラスすることで、肺もケアできます。

ごぼうとくるみのみそおむすび

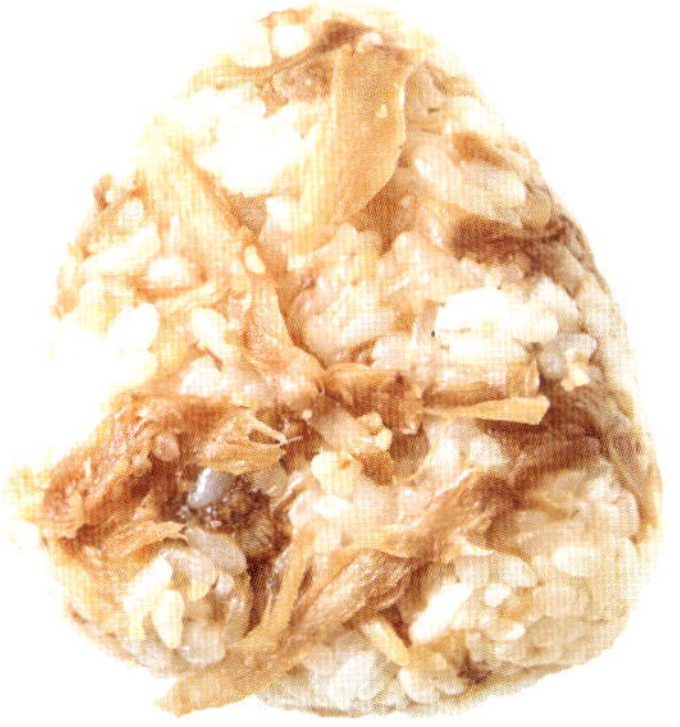

材料　2個分

ごぼう（細いささがきにし、酢水にさらす）… 30g
くるみ（粗く刻む）… 20g
ごはん … 茶碗軽く2杯分（240g）
A　みそ … 大さじ1強
　酒、きび砂糖 … 各小さじ2
米油 … 大さじ1/2

作り方

❶ ボウルに**A**を入れて混ぜる。

❷ フライパンに米油を熱し、水けをきったごぼうを炒める。しんなりしたら、くるみを加えて炒め、①を加えて全体をよく混ぜる。

❸ ボウルにごはんと②を入れて混ぜ、手に塩酢（p.11）をつけて半量ずつおむすびにする。

ごぼうの食物繊維とくるみの油分は整腸作用にすぐれた組み合わせです。

また、ごぼうは中国ではのどの痛みに効くとされ、風邪予防の効能も。一方、くるみは温性で肺に作用して咳やぜんそくをしずめるとされています。乾燥した秋風がのどにきたと感じたら、ぜひ作ってみたいおむすびです。

秋のおむすび定食

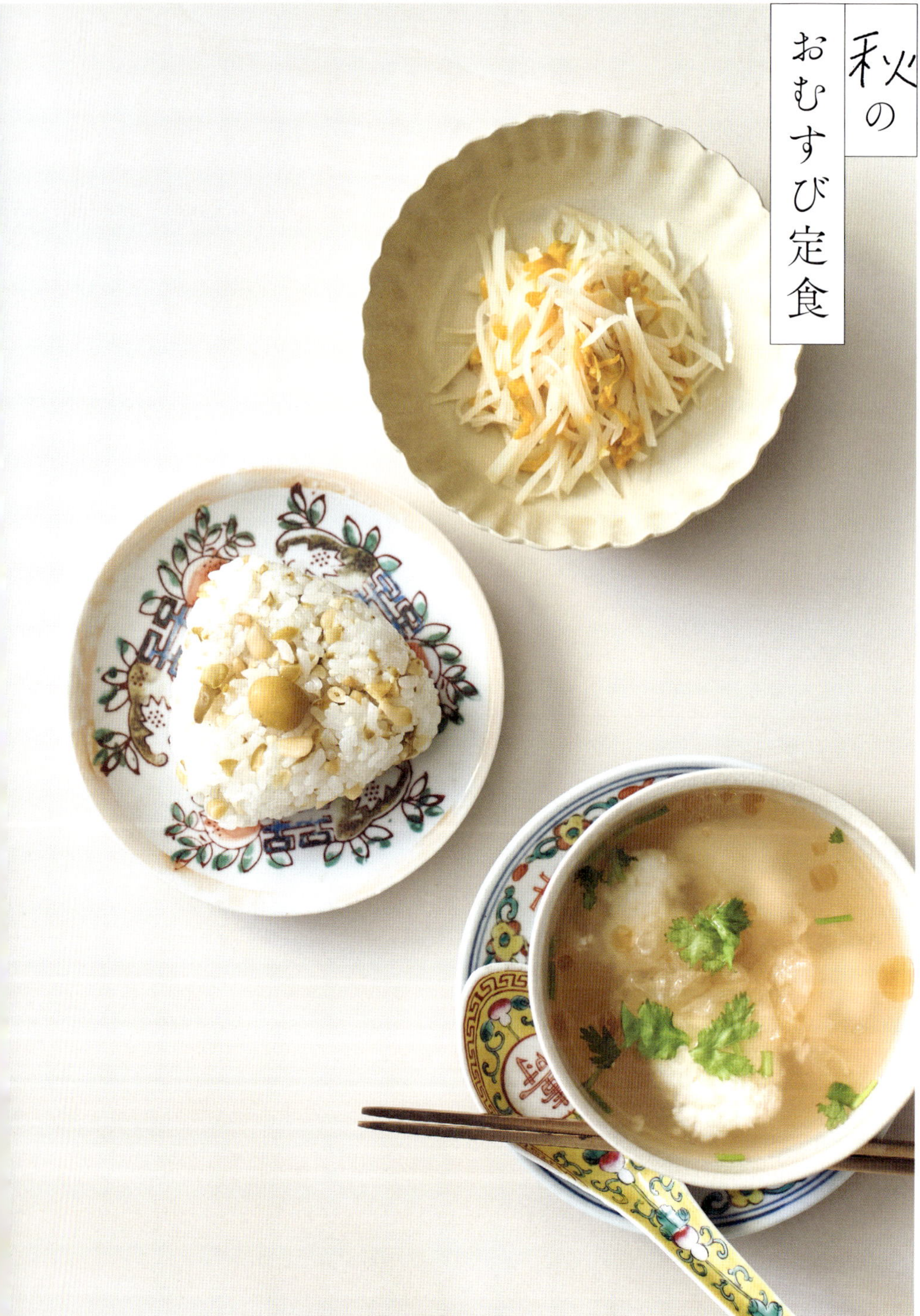

松の実とグリーンオリーブのおむすび

材料 2個分

松の実（粗く刻む）… 大さじ2
グリーンオリーブ（種を取り、粗く刻む）
… 10～12個
ごはん … 茶碗軽く2杯分（240g）

作り方

❶ ボウルにすべての材料を入れて混ぜ、手に塩酢（p.11）をつけて半量ずつおむすびにする。オリーブ1個（分量外）を中央に埋め込む。

乾燥が深まる中秋～晩秋には、体をうるおす松の実とオリーブで乾燥対策を。どちらも免疫力を高め、空咳の改善に有効です。また、うるおい効果は腸にもおよび、便秘がちな人にはよい組み合わせ。

せん切りじゃがいもの菊花あえ

材料 2人分

じゃがいも（せん切りにして水にさらす）
… 1個（100g）
菊花（乾燥）… 3輪
A 酢 … 大さじ1
塩 … 小さじ1/2
はちみつ … 大さじ1/2
湯 … 大さじ1/2

作り方

❶ じゃがいもはゆでて冷水に取り、水けをきる。菊花は上下を返しながらゆでて冷水に取り、花びらを摘んで水けをしぼる。

❷ ボウルに**A**を入れてよく混ぜ、①をほぐしながら加えてあえる。

体の熱を取る寒性の菊花は平性のじゃがいもと合わせることで、体を冷やしすぎずに温寒のバランスが整います。薬膳では甘味と酸味はうるおいに変わると考え、甘酢はまさにうるおいのもと。旬の食材を甘酢に漬ければ無敵の秋おかずに。

白きくらげと山いも団子の吸い物

材料 2人分

白きくらげ（乾燥・たっぷりの水でもどす）
… 1g
山いも（すりおろす）… 50g
鶏ガラスープの素 … 小さじ1
酒 … 大さじ1
塩、ごま油 … 各少々
香菜（粗く刻む）… 1株

作り方

❶ 鍋に水2カップと水けをきった白きくらげを入れて火にかけ、沸騰したら鶏ガラスープの素と酒を加えて2分煮る。

❷ 山いもをスプーンですくって①の鍋に落とす。同様にして全部で6個の山いも団子を作る。

❸ 塩で味を調え、火を止める。器に盛り、ごま油をたらし、香菜を散らす。

肺をうるおす白食材をダブルで使った中華風のスープ。ぷるぷるとした白きくらげは美肌効果も期待でき、山いものねばねばは、粘膜を守り、秋風で乾燥した空気や、秋風が運ぶウイルスなどをシャットアウト。香菜の香りが気のめぐりも整えてくれます。

冬のおむすび

体を温める食材や黒い食材で体力を温存

動物が冬眠するように、気温が下がる冬は活動が落ちる季節。体を温めてエネルギーを損なわないようにすることが大事です。

さばやムール貝など、良質なたんぱく源で温性の性質の食材を

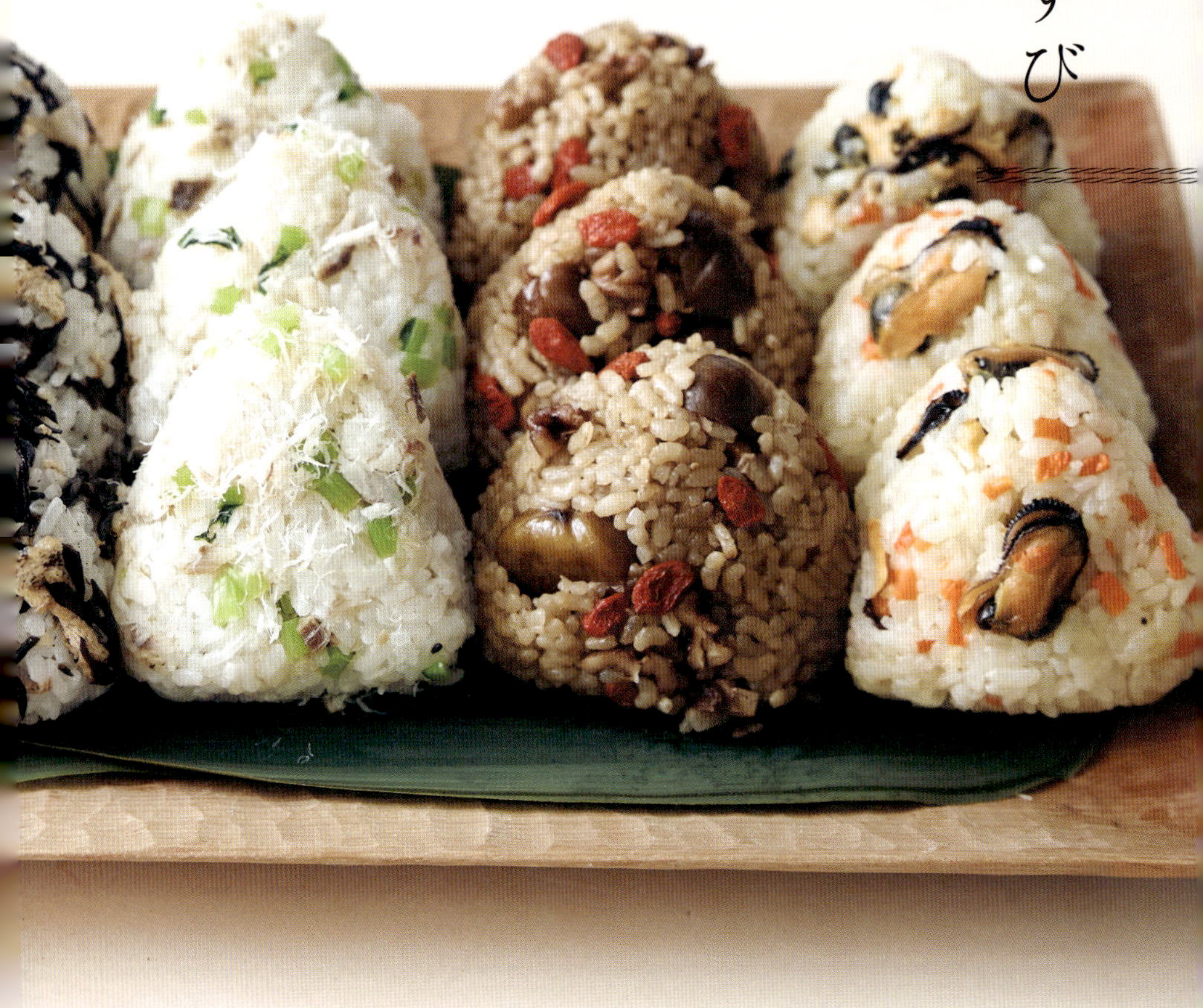

選び、ベースとなるごはんは、うるち米より温め力が絶大なもち米にするのもよいでしょう。

　また、寒さで気・血のめぐりも悪くなりがち。ねぎやにらなど辛味のある野菜や、柑橘の香りでめぐりを促すことも大切です。

　そして、忘れてはならないのは腎養生。冷えがトラブルの原因になりやすい冬は、水分代謝を担う腎がダメージを受けます。腎を助けるとされる、黒い食材を積極的にとるように。黒ごまやひじきを混ぜ込んだりして、黒食材をちょい足ししてみてください。

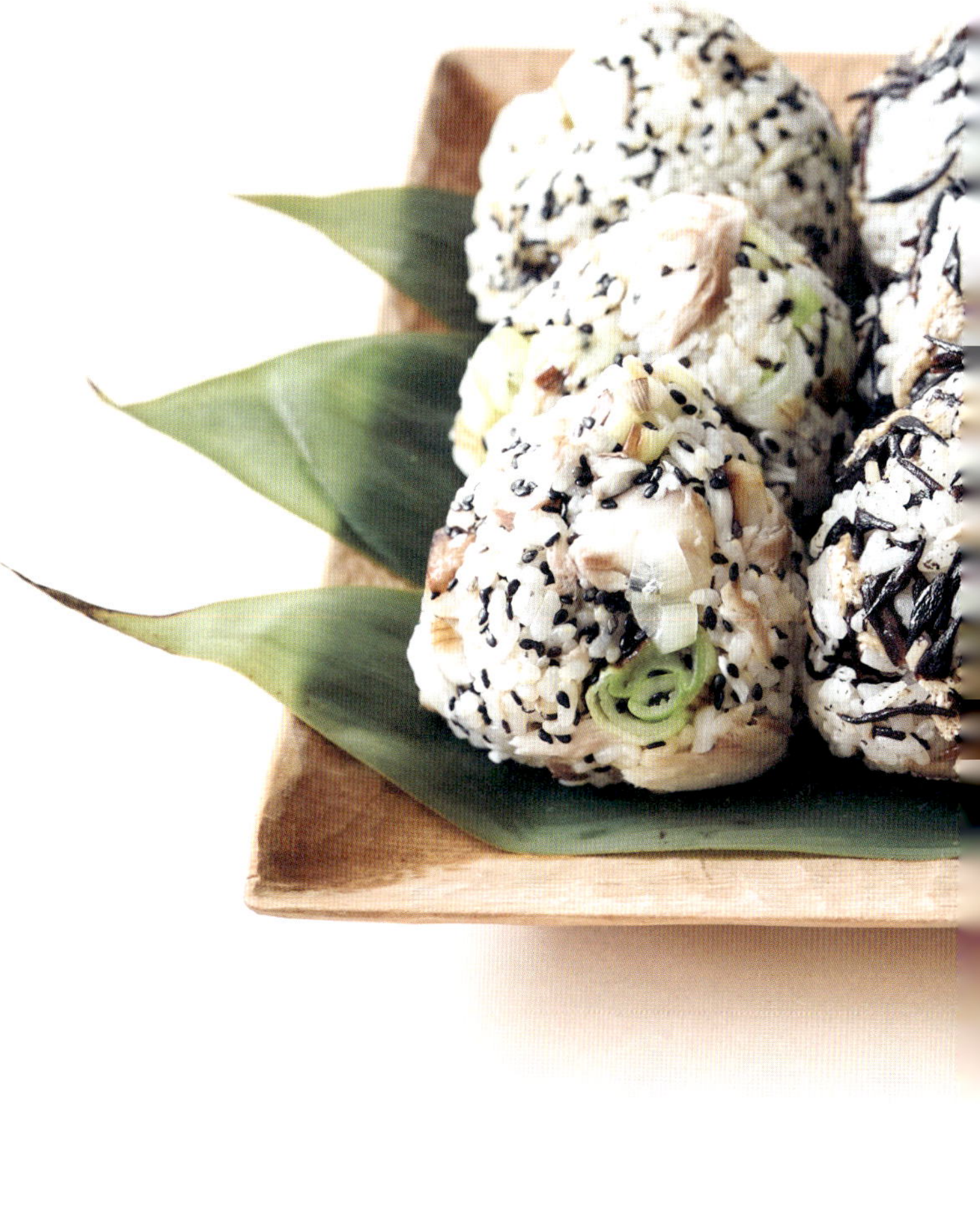

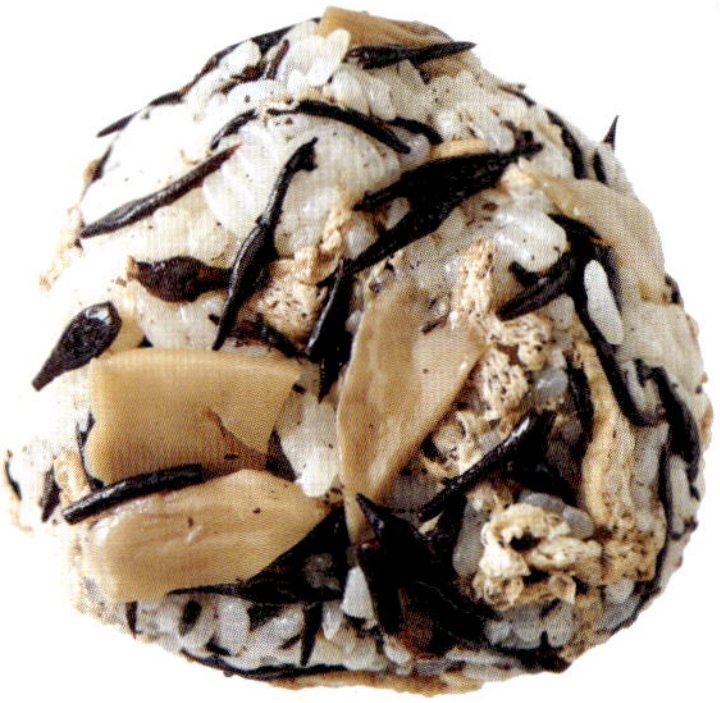

ひじきと油揚げと舞茸のナムルおむすび

材料　2個分

芽ひじき（乾燥・水でもどす）… 5g
油揚げ … 1/2枚
舞茸（ほぐす）… 1/2 パック（50g）
ごはん … 茶碗軽く2杯分（240g）
A
にんにく（みじん切り）… 1かけ
塩 … 少々
ごま油 … 大さじ1

作り方

❶ 油揚げはフライパンで両面に軽く焦げ目がつくまで焼く。ペーパータオルで余分な油を取り、両面にしょうゆ小さじ1（分量外）ずつ塗って2cm長さに切る。

❷ ひじきはゆでて水けをきる。舞茸は耐熱容器に入れて酒大さじ1（分量外）をふり、電子レンジで1分加熱し、全体を混ぜて水けをきる。

❸ ボウルに**A**を入れて混ぜ、①と②を加えてよく混ぜ、ごはんを加えて混ぜる。手に塩酢（p.11）をつけて半量ずつおむすびにする。

血を補い、血行促進に作用するひじきは、冬に弱る腎を助ける黒食材の代表格。マグネシウムのほか、カルシウムもたっぷり。免疫力を上げる舞茸を加えて風邪予防の効能も。

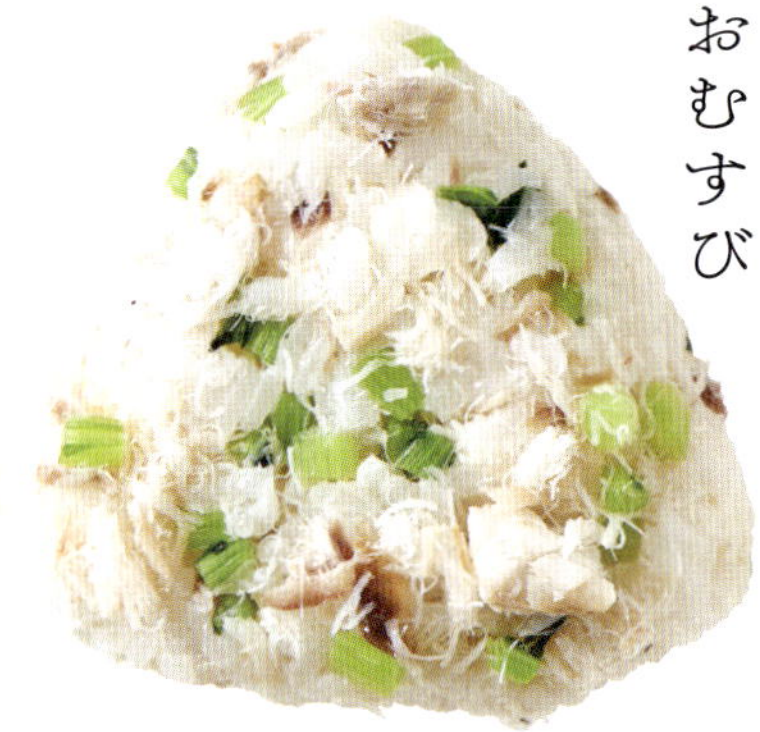

たらそぼろとかぶの葉のおむすび

材料　2個分

たらそぼろ … 大さじ4
かぶの葉（ゆでて刻む）… 1株分
ごはん … 茶碗軽く2杯分（240g）

〈たらそぼろ（作りやすい分量）〉
生だら … 2切れ（160g）
A
酒 … 大さじ1と1/2
塩 … ふたつまみ
きび砂糖 … 大さじ1強

作り方

❶ たらそぼろを作る。鍋に水2カップと酒大さじ3（分量外）、たらを入れて火にかけ、沸騰したら弱火にして5分煮る。冷水に取り、冷めたら皮、骨、血合いを取り、水けをふいて身をほぐす。小鍋に**A**とともに入れて混ぜ、菜箸4〜6本で絶えずかき混ぜながら炒る。焦げそうなら鍋をぬれぶきんの上に置きながら加熱する。

❷ ボウルにごはんと分量の①、かぶの葉を入れて混ぜ、手に塩酢（p.11）をつけて半量ずつおむすびにする。

＊たらそぼろは、消毒した保存びんに入れて冷蔵で5日、冷凍で3週間保存可能。

腎の気を養うたらは、良質のたんぱく質が豊富。そぼろを作りおきすると重宝します。

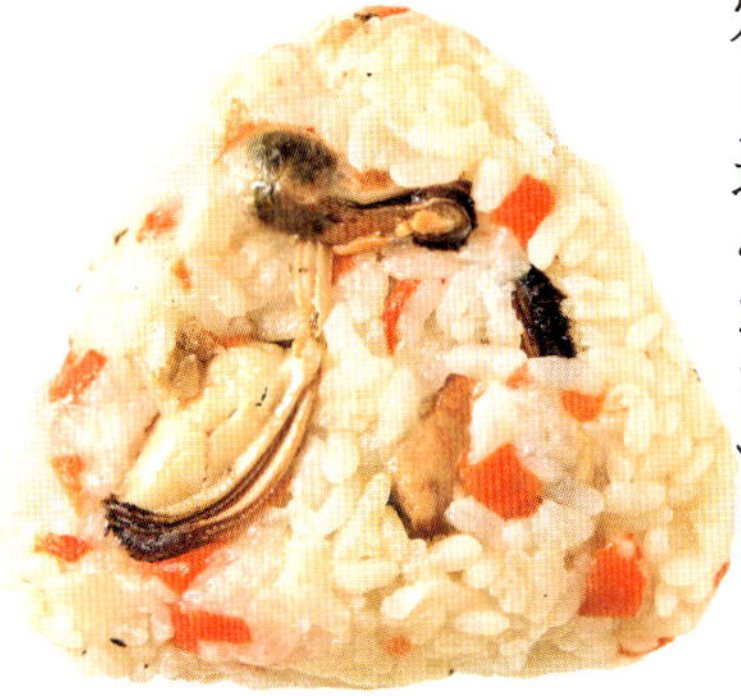

ムール貝の胚芽米炊き込みおむすび

材料 6個分

ムール貝（冷凍・殻から身をはずして洗う）… 10個
胚芽米（といで30分浸水させ、水けをきる）… 2合
A 固形ブイヨン（刻む）… 1/2個
　白ワイン … 大さじ2
　塩 … 小さじ1/2
玉ねぎ（みじん切り）… 1/2個（80g）
にんじん（みじん切り）… 1/2本（80g）
バター … 20g

作り方

❶ ムール貝は水けをふいて酒大さじ2（分量外）をふる。
❷ 炊飯器の内釜に胚芽米、水470mℓ、**A**を入れてよく混ぜる。
❸ ②に汁けをきった①と玉ねぎとにんじんをのせ、バターを置いて炊飯する。
❹ 炊き上がったら5分蒸らし、上下を返して混ぜ、余分な水分を飛ばす。6等分し、手に塩酢（p.11）をつけておむすびにする。

滋養たっぷりのムール貝は、腎に生命力を与える精力にあふれた食材。ブイヨンと白ワイン、バターが香る洋風の味つけは、クセがなく食感のよい胚芽米と好相性です。

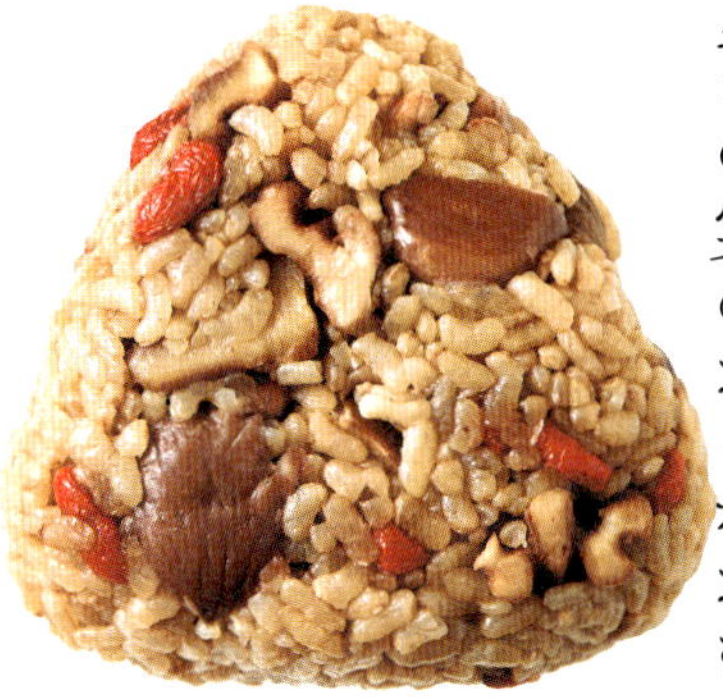

甘栗とくるみとクコの実のおこわおむすび

材料 6個分

甘栗（さっと洗って水けをふき、縦半分に切る）
　… 12個
くるみ（粗く刻む）… 40g
クコの実（ぬるま湯で洗い、水けをふく）
　… 大さじ2
もち米（炊く直前にといで水けをきる）… 2合
酒 … 大さじ2
塩 … 小さじ1

作り方

❶ 炊飯器の内釜にもち米、水300mℓ、酒、塩を入れて混ぜる。
❷ ボウルに甘栗、くるみ、クコの実を入れて混ぜ合わせ、①にのせて炊飯する。
❸ 炊き上がったら5分蒸らし、上下を返して混ぜ、余分な水分を飛ばす。6等分し、手に塩酢（p.11）をつけておむすびにする。

冬に大事な腎を養う栗とくるみとクコの実に、胃腸を温める温性のもち米という、最強の組み合わせ。

もち米は、うるち米より水分が多いため、水加減は少なめに調整します。

冬のおむすび定食

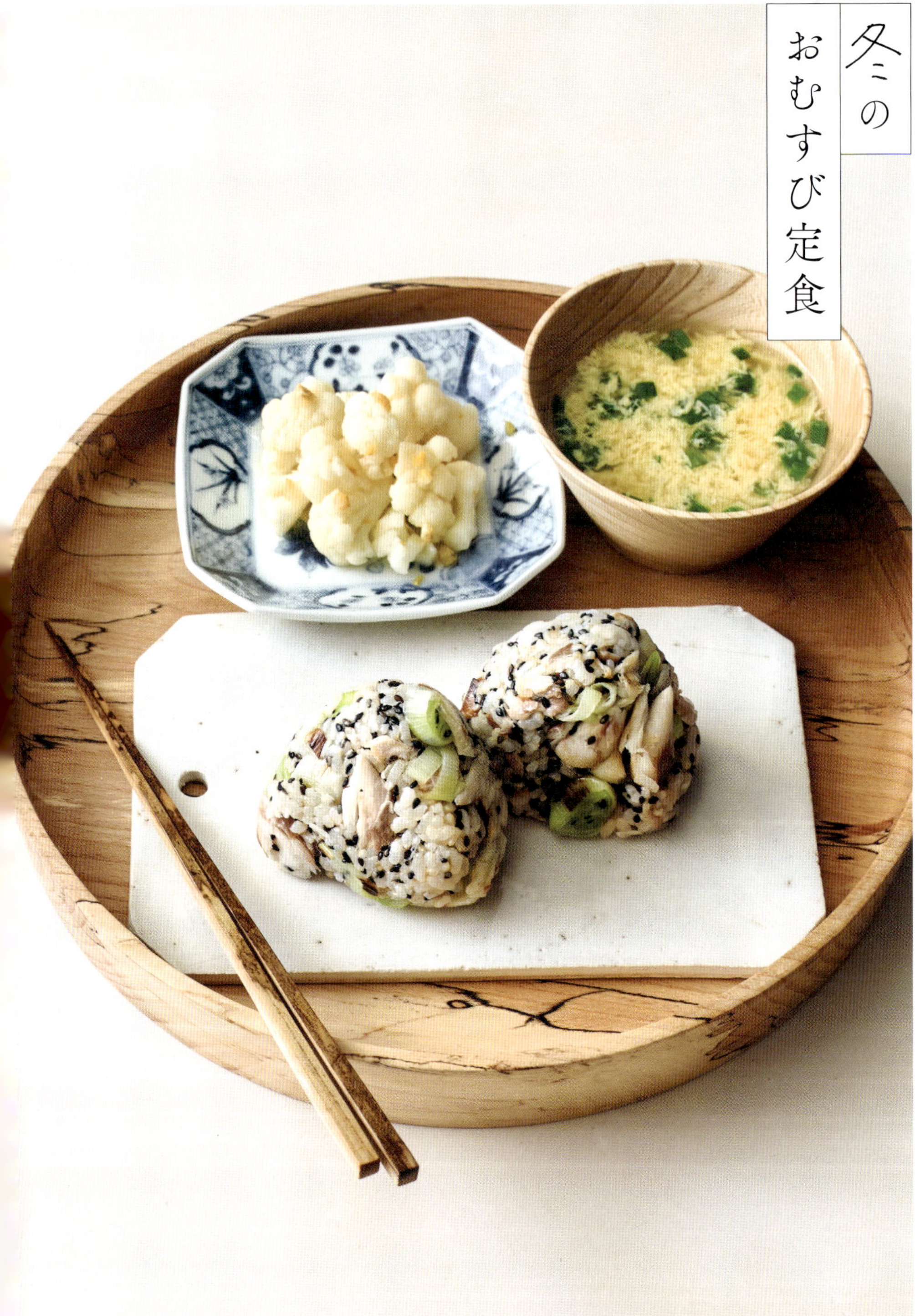

焼きさばとねぎのおむすび

材料 2人分

塩さば … 大きめの半身（正味160g）
長ねぎ（5㎜長さに切る）… 1/2本
ごはん … 茶碗軽く2杯分（240g）
酒 … 大さじ3
A | しょうゆ、酒 … 各小さじ1
黒炒りごま … 大さじ1

さばは気・血を補い、血のめぐりも促進。温性で陽の気を上げてくれるので、冷え性の人におすすめです。さばとともに香ばしく焼いたねぎは、味わいのアクセントになるだけでなく、温め効果でさばの効能をバックアップ。腎を助ける黒食材の黒ごまも入っています。

作り方

❶ さばはフライパンに入れて酒をふり、隣に長ねぎを並べ、ふたをして蒸し焼きにする。さばは骨と皮を取り除いてほぐす。長ねぎは小口切りにする。

❷ ボウルに**A**を入れて混ぜ合わせ、長ねぎを加えて混ぜる。

❸ 別のボウルにごはんとさば、汁けをきった②、黒ごまを入れて混ぜる。4等分し、手に塩酢（p.11）をつけておむすびにする。

カリフラワーのゆず風味

材料 作りやすい分量

カリフラワー（小房に分ける）
… 1/2個
ゆずの皮（粗く刻む）… 大さじ1
A | 昆布だし汁 … 1/4カップ
酢 … 1/2カップ
塩 … 小さじ1
はちみつ … 大さじ1

作り方

❶ ボウルに**A**を入れてよく混ぜ、ゆずの皮も加える。

❷ カリフラワーはさっとゆでてざるに上げる。冷めたら2㎝大に切り、ペーパータオルで水けをふいて、①に約30分漬ける。

＊消毒した保存びんに入れ、冷蔵で2週間保存可能。

腎を助けるカリフラワーと、風邪予防によいゆずのマッチング。ゆずの香りが気をめぐらせ、気がふさぎがちな冬でも、気持ちをリフレッシュさせてくれます。

にらのかき玉汁

材料 2人分

にら（5㎜幅に切る）… 2本
卵（溶きほぐす）… 1個
だし汁 … 1と1/2カップ
塩 … 小さじ1/3
しょうゆ … 少々

作り方

❶ 鍋にだし汁を入れて火にかけ、沸騰したら塩としょうゆを加えて混ぜる。

❷ ①ににらを加えてひと混ぜし、溶き卵に酒小さじ1（分量外）を加えたものをまわし入れ、かき混ぜて火を止める。

起陽草ともいわれるにらは、体を温め、腎のはたらきを高め、さらに気と血のめぐりもよくする優秀食材。血を養う卵でとじて、温かい汁でいただけば、体がぽかぽかに。

column 1

いろいろなごはん

本書では、精白米のほか玄米や黒米、さまざまな雑穀ごはんも登場します。効能で使い分けるのはもちろん、味わいのバリエーションも豊かに。

ふだん、私たちが食べている「白ごはん」は、うるち米のぬかと胚芽を取り除いた精白米です。健康志向から、ぬかと胚芽を残した玄米、ぬかのみを取り除いた胚芽米もポピュラーになってきました。

米の種類にはさまざまな分け方があり、世界で食べられている米は大きく2つに分けられます。ひとつはふだん私たちが食べている「ジャポニカ種」。丸みがあってもちもちとした粘り気があります。もうひとつはタイ米などでおなじみの「インディカ種」。細長くパラパラとしています。

また、米に含まれるデンプンの違いで「うるち米」と「もち米」にも分けられます。うるち米は、いわゆるごはん。そのほか加工されて、団子の材料である上新粉としても売られています。もち米は、その名のとおり蒸してつけばもちに、炊飯すればおこわになります。

このほか、今の米のルーツともいわれる黒米・赤米もあります。

このように米といっても、精白度の違いや種類で味わいはもちろん性質や効能も変わります。本書では、さらに雑穀類を混ぜた「大麦ごはん」「粟ごはん」「はと麦ごはん」も登場します。雑穀類には、米とは違った性質や効能があり、混ぜて炊くことで効能も広がります。

米や雑穀は保存がききますが、時間とともに酸化が進むため、鮮度や保存に注意が必要です。湿気のない冷暗所で、密閉できる容器に入れて保存するのがベスト。一度にたくさん買わずに、必要な分ずつ買って食べきるようにしましょう。

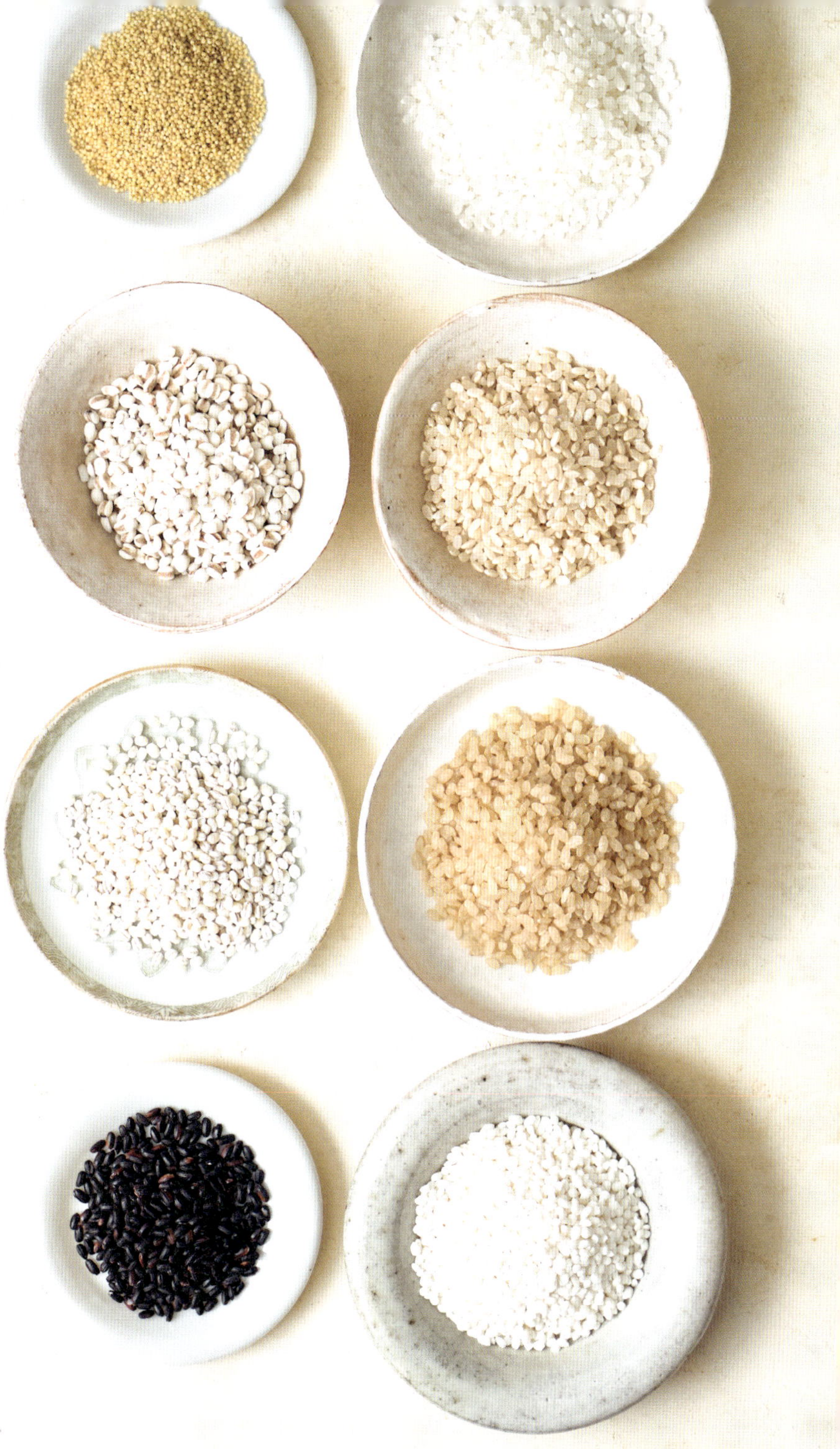

うるち米

性質：**平性**

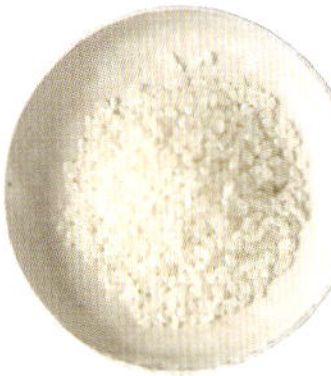

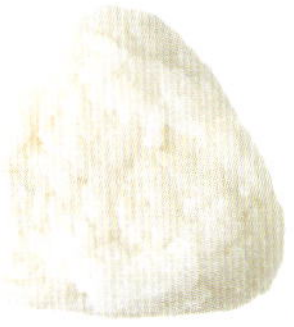

精米したての新鮮なものを

本書で「ごはん」と呼んでいるのは、うるち米を精米して胚乳部分だけを残した精白米です。玄米に比べると栄養価は低いものの、気を補いエネルギーのもととなる薬膳的な効能は健在。消化もよく、胃腸のはたらきを高め、イライラ解消にも効果的。

米は保存食と思いがちですが、本来は生鮮食品です。精米して時間がたつほどに酸化が進みます。そのため、精米したてのものを選び、湿気のない冷暗所で保存するのが基本。米をとぐのは、表面に残ったぬかを落とすだけでなく、酸化した部分を取り除くという意味でも重要です。無洗米でも酸化が進んでいることがあるので、さっとといでから炊くのがおすすめです。

＊とぎ方や炊き方のポイントはp.10

胚芽米

性質：**平性**

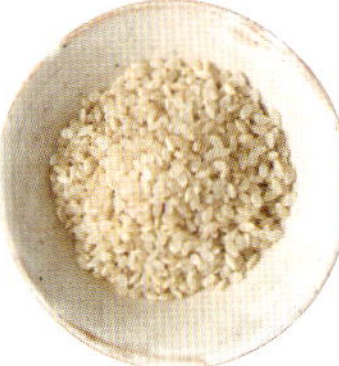

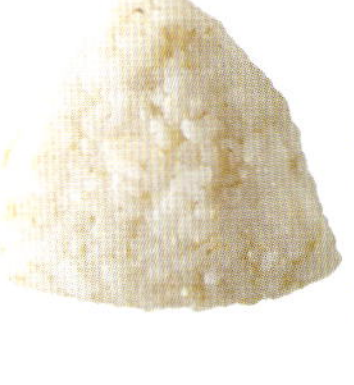

精白米と玄米のいいとこ取り

精米するときに、胚芽部分を残してぬかのみを取り除いたのが胚芽米です。胚芽部分には米の成長のために必要なビタミンやミネラルなどの微量栄養素が含まれているため、精白米より栄養に富み、気を養う薬膳効果もさらに得ることができます。ただし、精白米に比べて消化が悪いため、胃腸の調子が悪いときは避けたほうがよいでしょう。

胚芽米ごはんの水加減は、胚芽米1合に対し、胚芽米の1・4～1・5倍量、250～270㎖を目安に。といでから、たっぷりの水に30分浸水させて、精白米と同様に炊飯します。胚芽米だけで食べてもよいのですが、精白米と合わせて炊いてもおいしいです。

＊胚芽米おむすびはp.17、29、41、58、67、77、78、89、94、95、96、103

玄米

性質: **平性**

胃腸にやさしい発芽玄米を

精米せず、ぬかと胚芽を残したままのうるち米が玄米です。ビタミンB_1や食物繊維が豊富で栄養価が高く、便秘予防や疲労回復によいとされます。気を補いエネルギー源となりますが、実は薬膳で米といえば、玄米ではなく精白米。その理由は、玄米の消化の悪さです。とくに胃弱の人や高齢者、子どもにはすすめられていません。そこで本書では発芽玄米を使用しています。わずかに発芽させた状態で加工されたもので、玄米の栄養価はそのままで、消化吸収がよいすぐれものです。

発芽玄米ごはんの水加減は、発芽玄米1合に対し、発芽玄米の1・2倍量、210〜220㎖を目安に。玄米とは違い、発芽玄米は吸水は不要です。

＊玄米おむすびはp.66、67、87、89、99、101、103

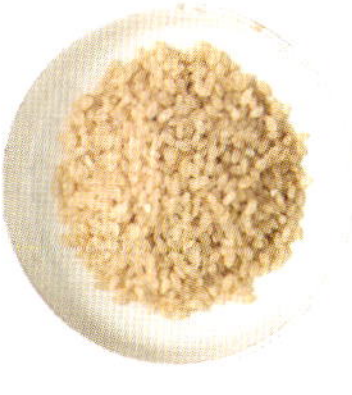

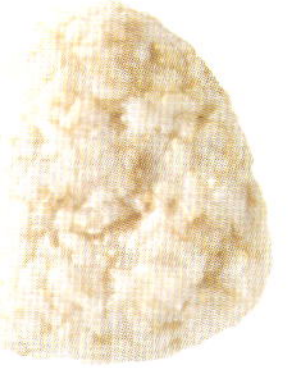

もち米

性質: **温性**

冷えや疲労回復に効く温め力

もちの材料となるもち米。もちといえばお正月ですが、これは薬膳的にとても理にかなっています。もち米は温性で、平性のうるち米に比べて温める力が強いのです。もち入りのうどんを力うどんと呼んだりしますが、気を養う作用もしっかり。本書のレシピでも冬のおむすびで登場します。

ごはんとして食べるときは、おこわが一般的です。炊飯器の炊き込みごはんモードで炊いてOK。もち米はうるち米より水分が多いので、おこわごはんの水加減は、もち米1合に対し、もち米の0・9倍量、160㎖程度を目安に。また、うるち米よりやわらかいため、とぐときは力を入れず、両手でやさしくくすり合わせるようにして数回とぎましょう。

＊もち米（おこわ）おむすびはp.41、72

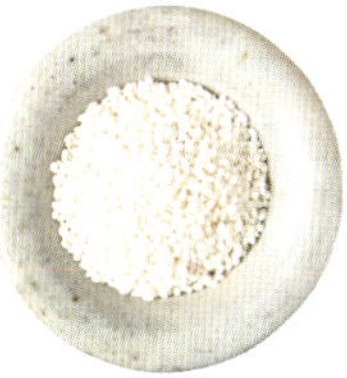

＊水加減は目安です。ご使用の商品によって、パッケージに書かれた分量も参考に調整してください。

黒米

性質: **温性**

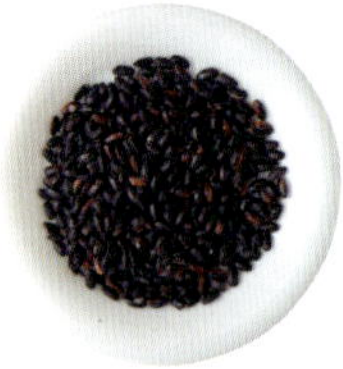

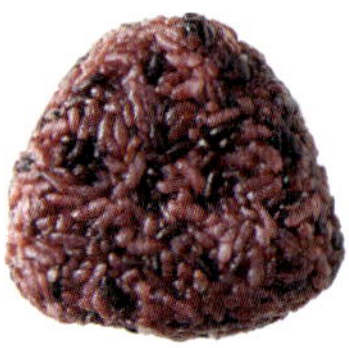

血行促進、アンチエイジングに

日本の米のルーツで古代米とも呼ばれる黒米。この黒い色はアントシアニンという天然の色素で、肝機能の改善や目の健康によいとされています。薬膳では、黒い食べ物は腎を助け、老化や気力の低下を防止するアンチエイジング食材。さらに血行を促進するため、貧血ぎみの人にもおすすめです。

黒米は基本的に米に混ぜて炊きます。食べやすい割合は米1合に対し、黒米大さじ3。炊く前に保温ジャーに黒米と、黒米の2倍量の熱湯90㎖を入れて30分おき、やわらかくします。あとは、といだ米と、米と同量の水180㎖、黒米を汁ごと合わせて炊飯します。黒米のつけ汁には成分が溶け出しているので、余すことなく使いましょう。

＊黒米おむすびはp.53、72

粟《あわ》

性質: **涼性**

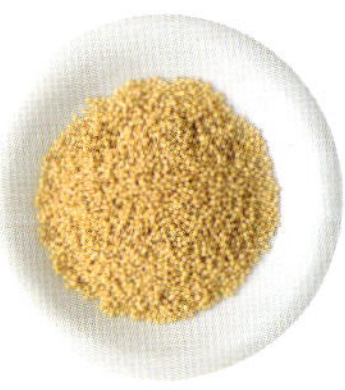

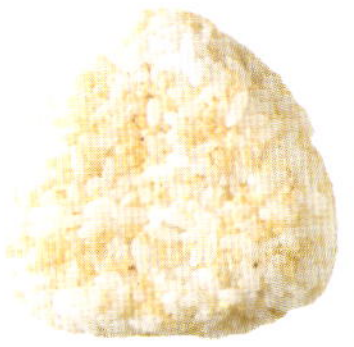

体を冷ましてむくみを改善

米と同じくうるちタイプともちタイプがありますが、本書ではうるちタイプをうるち米と一緒に炊いて使っています。涼性の性質をもち、薬膳では体の熱を取ったり、胃腸や腎にはたらきかけて水分代謝にも作用します。そのため、胃のむかつきを抑えたり、むくみの改善などに効果を発揮してくれます。

粟は基本的に米に混ぜて炊きます。食べやすい割合は米1合に対し、粟大さじ4。粟はたっぷりの水に30分浸水させてあくを取ります。粒が細かいので、水けをきるときは茶こしが便利。あとは、といだ米と、米と同量の水180㎖、粟と、粟の1・5倍量の水90㎖、塩ひとつまみを合わせて炊飯します。塩を少し加えることで味わいがよくなります。

＊粟おむすびはp.79、91

はと麦

性質：**涼性**

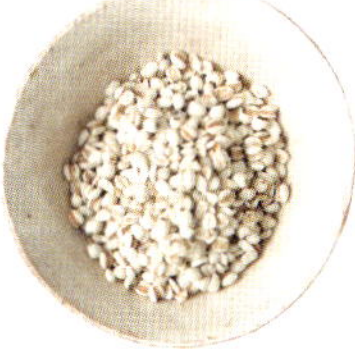

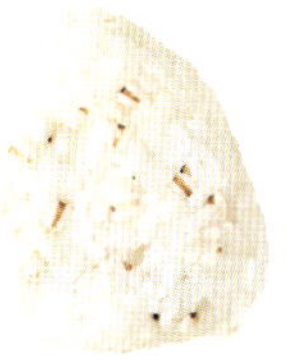

デトックス効果でむくみ改善

中医学では古くから生薬として使われてきたはと麦。水分代謝を促進して、不要なものを体の外へ排出してくれるので、むくみや肌トラブルにおすすめの食材です。薬膳では、うるち米と混ぜてはと麦ごはんにするほか、ゆでて料理に使うこともあります。

はと麦は基本的に米に混ぜて炊きます。食べやすい割合は米1合に対し、はと麦大さじ3。炊く前に保温ジャーにはと麦と、たっぷりの熱湯を入れて30分以上おき、やわらかくします。はと麦はかたいので、一晩ほどつけてもかまいません。あとは、といだ米と、米と同量の水180㎖、水けをきったはと麦と、はと麦の1・5倍量の水70㎖程度を合わせて炊飯します。

＊はと麦おむすびはp.91

大麦（丸麦）

性質：**涼性**

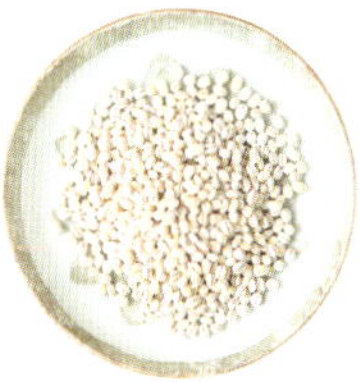

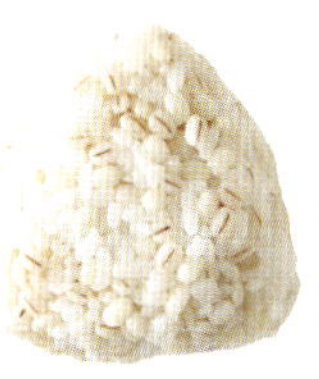

消化のよい丸麦でダイエット

大麦といえば、加熱圧縮した押し麦がポピュラーですが、本書では、もともとの丸い形の丸麦を使用しています。丸麦には消化酵素が残っており、消化吸収がよいためです。

薬膳的な効能としては、体の熱を取り、胃腸のはたらきを高めます。水溶性食物繊維が豊富なため、腸内環境を改善し、余分な脂肪の吸収を抑えるのでダイエットにも有効。

大麦（丸麦）は基本的に米に混ぜて炊きます。食べやすい割合は米1合に対し、大麦大さじ3。大麦は洗ってから、たっぷりの水に30分浸水させてあくを取ります。あとは、といだ米と、米と同量の水180㎖、水けをきった大麦と、大麦の1・4倍量の水60㎖程度を合わせて炊飯します。

＊大麦おむすびはp.56、61、98

＊水加減は目安です。ご使用の商品によって、パッケージに書かれた分量も参考に調整してください。

2章

不調を改善する
体調別のおむすび

冷え・便秘・貧血・不眠・疲れ……
気になる症状はあるけれど、病院に行くほどでもない。
誰もが何かしらの不調を抱えて過ごしていることでしょう。
薬膳では、そんな不調がまださささいなうちにリカバリーして
病気を未然に防ぐことが重要と考えます。
ここで紹介する、効能別のおむすびを毎日のごはんに取り入れて
不調知らずの体を目指しましょう。

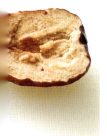

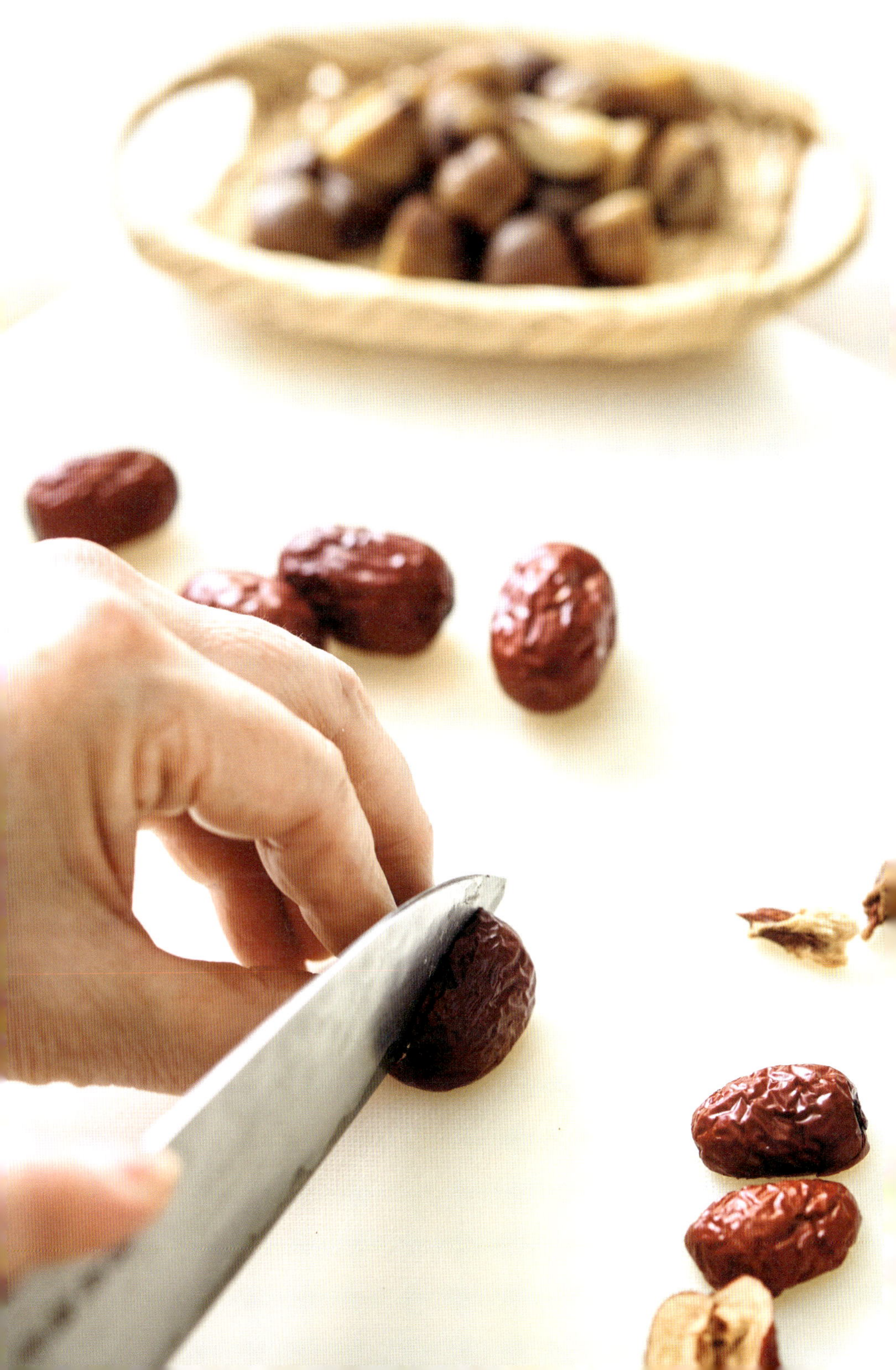

冷えに

体を冷やさない温性や平性の食材を組み合わせるのが基本

　薬膳では、食材それぞれに体を温める性質、冷やす性質があると考えますが、冷えがある人は、温性または、温めも冷やしもしない平性の食材を選びましょう。また、腎のはたらきの低下や、血行不良で冷えていることが多いため、腎を助ける黒い食材や、めぐりをよくする食材をプラスすると効果アップが期待できます。

　気を補う米も冷えにはよい食材ですが、さらに温め力を強めたいなら、黒米やもち米を少し加えて炊くのも手です。

　そして、おむすびのお供には、熱々の汁物を。手軽に済ませたいなら、涼性の緑茶よりも平性のほうじ茶やそば茶を添えて。

しょうがと桜えびのおむすび

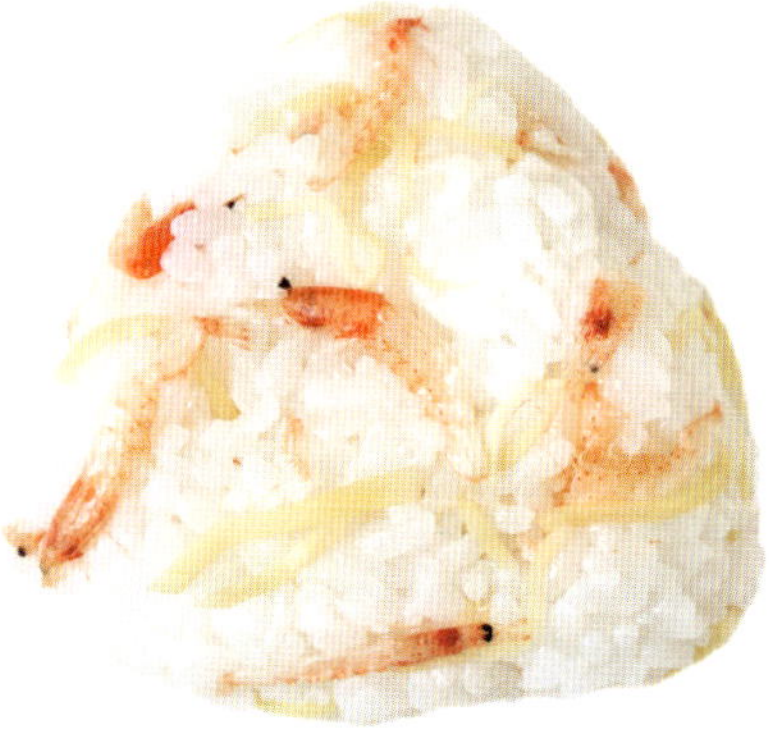

▲温め食材の代表格・しょうがとえびの組み合わせ。さらに温め力を強化するために、しょうがは加熱して、温め効果をアップ。水分は体を冷やすため、干したえびをチョイス。えびは滋養強壮にもよいので、冷えで虚弱体質の人にはもってこい。

材料　2個分

しょうが（せん切り）… 18g
桜えび（粗く刻む）… 大さじ2
ごはん … 茶碗軽く2杯分（240g）
酒 … 大さじ1/2
塩 … 少々

作り方

❶ 耐熱容器に桜えびと酒と塩を入れて混ぜ、しょうがを加えて混ぜる。電子レンジで30〜40秒加熱し、水けをきる。

❷ ボウルにごはんと①を入れて混ぜ、手に塩酢（p.11）をつけて半量ずつおむすびにする。

鮭とくるみのおむすび

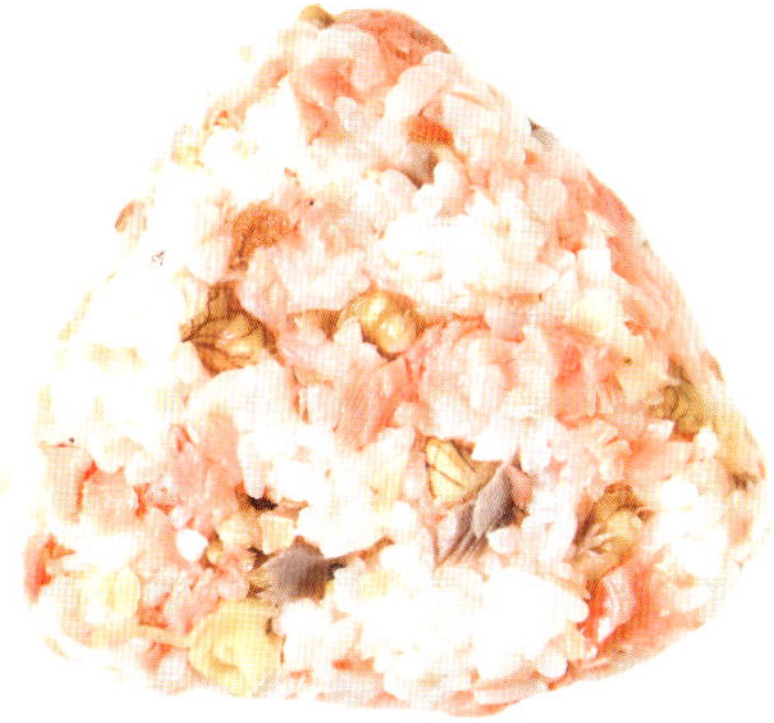

材料 2個分

塩鮭 … 1切れ（80g）
くるみ（粗く刻む）… 大さじ2
ごはん … 茶碗軽く2杯分（240g）
酒 … 大さじ1

作り方

❶ 鮭はフライパンに入れて酒をふり、ふたをして蒸し焼きにする。皮と骨を取り除き、粗くほぐす。

❷ ボウルにごはんと①とくるみを入れて混ぜ、手に塩酢（p.11）をつけて半量ずつおむすびにする。

温性で胃を温める力にすぐれた鮭は、血行をよくして冷えを改善。くるみも温性の食材で、薬膳では脳を活性化するとされています。抗酸化作用をもつ赤い色素・アスタキサンチンを含む鮭とのコンビで、老化防止効果も期待できるおむすびです。

甘栗と松の実の黒米炊き込みおむすび

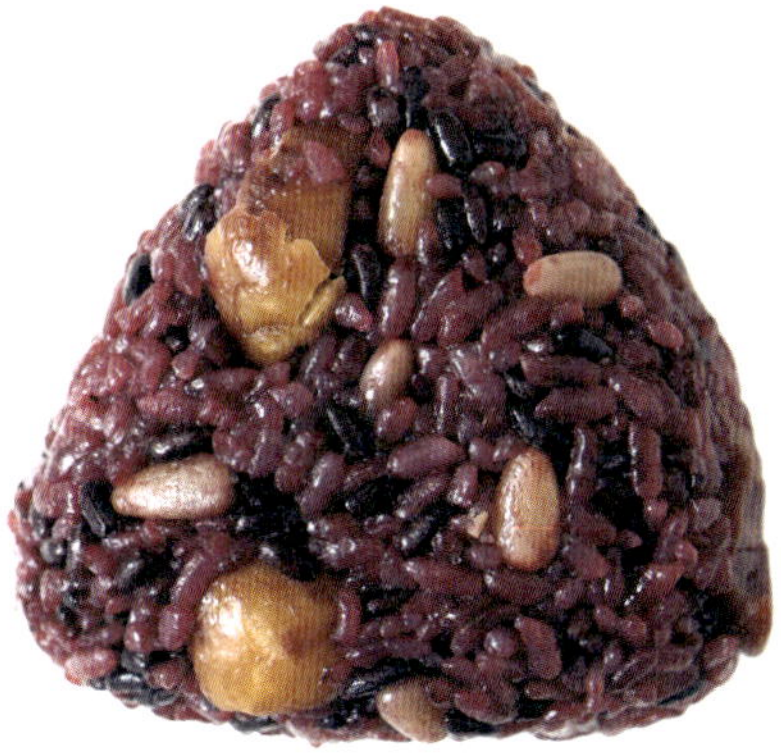

材料 6個分

甘栗（さっと洗って水けをふき、縦半分に切る）
… 10個
松の実 … 大さじ4
米（といで水けをきる）… 1と1/2合
黒米（さっとといで水けをきり、保温ジャーに熱湯180mℓと一緒に入れて30分おく）… 1/2合
酒 … 大さじ1
塩 … 小さじ1/2

作り方

❶ 炊飯器の内釜に米と黒米、黒米のつけ汁、水250mℓ、酒、塩を入れて混ぜ、甘栗と松の実をのせて炊飯する。

❷ 炊き上がったら5分蒸らし、上下を返して混ぜ、余分な水分を飛ばす。6等分し、手に塩酢（p.11）をつけておむすびにする。

腎の弱りからくる冷えにおすすめ。腎は水分代謝を担うため、冷えてトイレが近い人はこのタイプ。黒米は腎のお助け食材である黒い食べ物のひとつ。これに同じく腎にはたらく栗と、気力アップの松の実を炊き込みます。ほんのり甘い黒米とよく合います。

うなぎと実山椒のおむすび

材料　2個分

うなぎ蒲焼き … 1/2枚
実山椒のしょうゆ漬け（市販品・汁けをきる）
　… 大さじ1
ごはん … 茶碗軽く2杯分（240g）
酒、たれ…各適量

作り方

❶ うなぎは酒とたれをふって電子レンジで1分加熱し、縦半分に切ってから7mm幅に切る。

❷ ボウルにごはんと実山椒を入れて混ぜ、①を加えて混ぜる。手に塩酢（p.11）をつけて半量ずつおむすびにする。

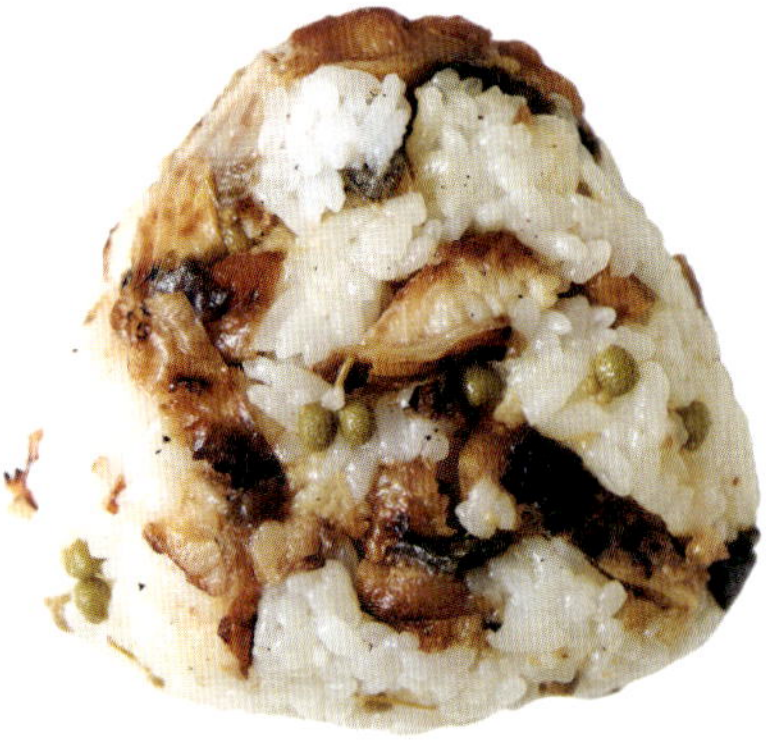

うなぎと山椒は和食でも定番ですが、冷え解消にも抜群の取り合わせ。うなぎは気・血を補い、山椒のさわやかな香りが気・血をめぐらす連携プレーで、貧血ぎみの冷え性の特効薬に。

にんじんと鶏肉の炊き込みおむすび

材料　6個分

にんじん（すりおろす）… 小1本（120g）
鶏こま切れ肉 … 120g
米（といで水けをきる）… 2合
A｜しょうゆ … 小さじ1
　｜塩 … 少々
B｜酒 … 大さじ1
　｜しょうゆ … 小さじ1
　｜塩 … 小さじ1/3
バター … 20g

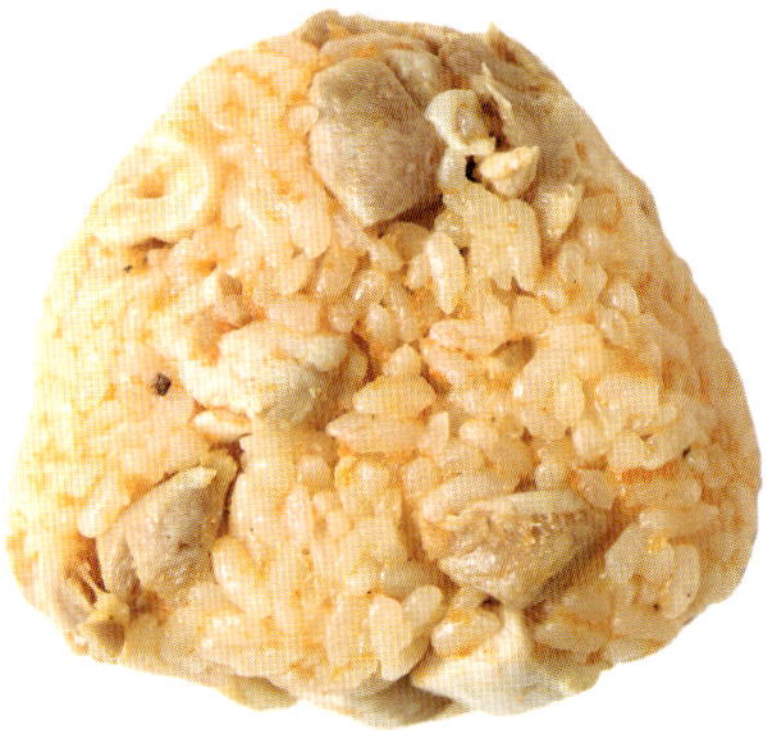

おなかの冷えには胃腸を元気にする、温性で血を補うにんじんと、気・血を補う鶏肉を。炊き込んで、パワーをしっかり封じ込めます。

作り方

❶ 鶏肉は酒大さじ2（分量外）を全体にふって、ペーパータオルで水けを軽く取る。ボウルに入れて**A**を加え、よく混ぜる。

❷ 炊飯器の内釜に米と水340mℓ、**B**を入れてよく混ぜる。にんじんも加えて混ぜる。鶏肉を広げてのせ、バターをちぎって散らし、炊飯する。

❸ 炊き上がったら5分蒸らし、上下を返して混ぜ、余分な水分を飛ばす。6等分し、手に塩酢（p.11）をつけておむすびにする。

おすすめおかずと汁物

鮭とじゃがいもの粕汁

材料　2人分

生鮭（一口大に切る）
　…1切れ（80g）
じゃがいも（乱切り）…1個
玉ねぎ（くし形切り）
　…1/2個（80g）
だし汁…2と1/2カップ
酒粕、みそ、酒
　…各大さじ1と1/2

作り方

❶ 鮭は塩少々と酒大さじ1（各分量外）をふり、なじませる。

❷ 鍋にだし汁とじゃがいも、玉ねぎを入れて火にかける。沸騰したら弱めの中火にし、じゃがいもに火が通るまで煮る。

❸ 鮭の汁けをふいて②に加え、煮立ったら2〜3分煮て、酒粕とみそを酒で溶いたものを加えて混ぜる。

温性でめぐらす力も強い酒粕でおなかからぽかぽかに。好みで七味唐辛子をふれば、さらに温め効果が倍増です。

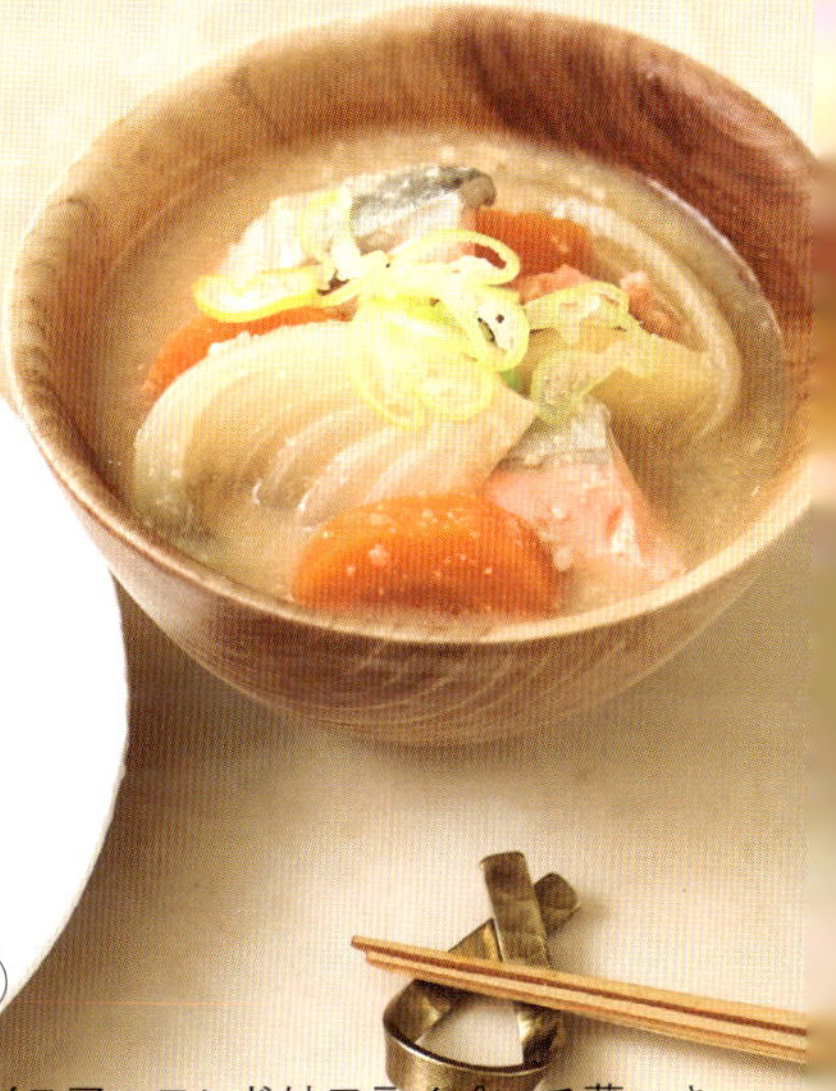

かぼちゃのアーモンド炒め

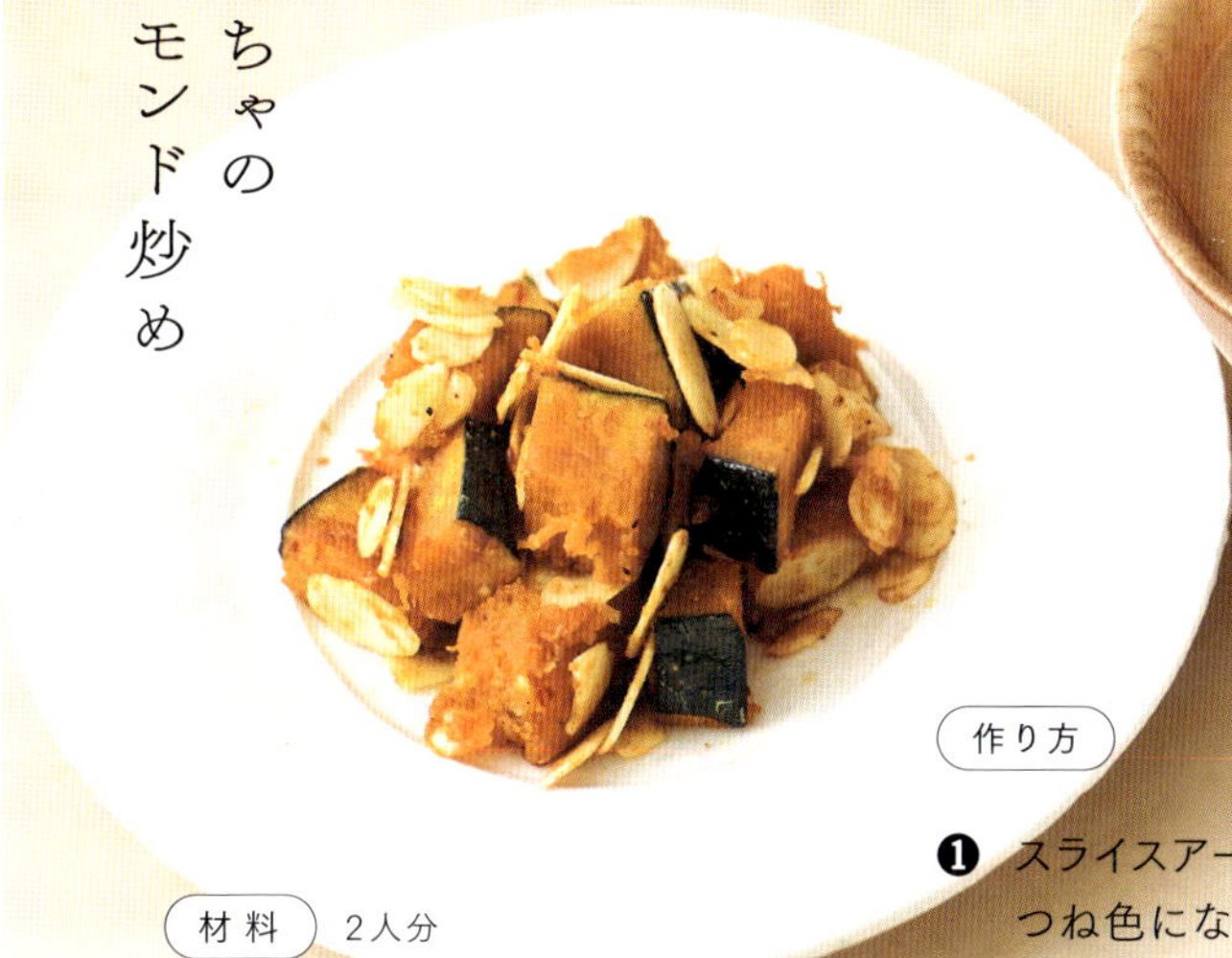

材料　2人分

かぼちゃ（2㎝角に切る）…100g
スライスアーモンド…大さじ1
にんにく（みじん切り）…少々
米油…小さじ2
酒…大さじ1
塩、黒こしょう…各少々

作り方

❶ スライスアーモンドはフライパンで薄いきつね色になるまで炒って、取り出す。

❷ 同じフライパンににんにくと米油を入れて弱めの中火にかけ、かぼちゃを加えて炒める。全体に油がまわったら、酒をふり、ふたをして弱火で1分加熱する。塩、こしょうで味を調え、①を加えて混ぜる。

温性のかぼちゃと、めぐらすアーモンド。にんにく入りで、温め力も味わいもアップ。

便秘に

腸のすべりをよくして詰まりを解消

便秘解消の基本は、腸を整える食物繊維をたっぷりとること。ここでは、根菜や海藻類、切り干し大根などの乾物、さつまいもが登場します。ごはんも、大麦や胚芽米といった食物繊維の多いものを使います。

薬膳では、便秘は腸の乾燥からくると考え、腸に油分を与えてすべりをよくすることも重要とされています。とりわけ、ナッツ類やごまなどの油分が有効。

また、便秘とは詰まっている状態。香りで気をめぐらせて、腸の詰まりを取ることも大切。熱が腸にこもって乾燥や詰まりを招いていることも。大麦ごはんにすれば、体の余分な熱を取る効能も期待できます。

黒ごまとドライ納豆の大麦おむすび

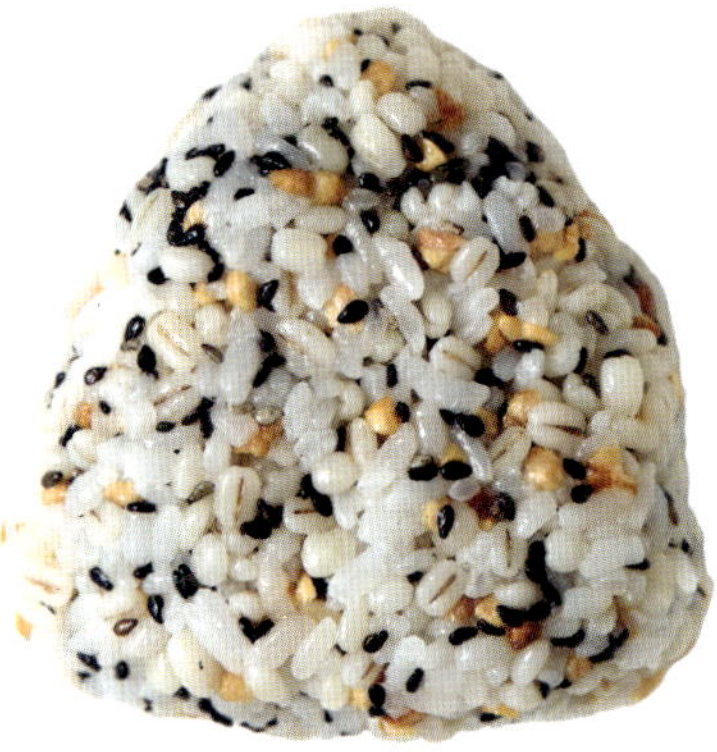

大麦で食物繊維を摂取して、さらに腸をクールダウン。黒ごまの油分ですべりをよくします。ぷちぷちとした食感も楽しいおむすびに。
納豆には脂質の代謝を促して便秘を解消するはたらきも。ドライタイプは、クセがなく、たんぱく質も補給できるすぐれものです。

材料　2個分

黒炒りごま … 大さじ1
ドライ納豆 … 大さじ2
大麦ごはん（丸麦・p.49）
　… 茶碗軽く2杯分（240g）
塩 … 小さじ1/4

作り方

❶ ボウルにすべての材料を入れて混ぜ、手に塩酢（p.11）をつけて半量ずつおむすびにする。

ごぼうとカシューナッツとベーコンのおむすび

材料　2個分

ごぼう（ささがきにして酢水にさらす）… 20g
カシューナッツ（細かく刻む）… 大さじ2
ベーコン（5mm幅に切る）… 2枚（20g）
ごはん … 茶碗軽く2杯分（240g）
米油 … 小さじ2
A｜酒、しょうゆ、みりん … 各大さじ1/2

作り方

❶ フライパンでベーコンを炒める。余分な油をペーパータオルでふき取って、米油を加え、水けをきったごぼうを炒める。しんなりしたら**A**を加えてよく混ぜ、水分を飛ばすように炒める。

❷ ボウルにごはんと①、カシューナッツを入れて混ぜ、手に塩酢（p.11）をつけて半量ずつおむすびにする。

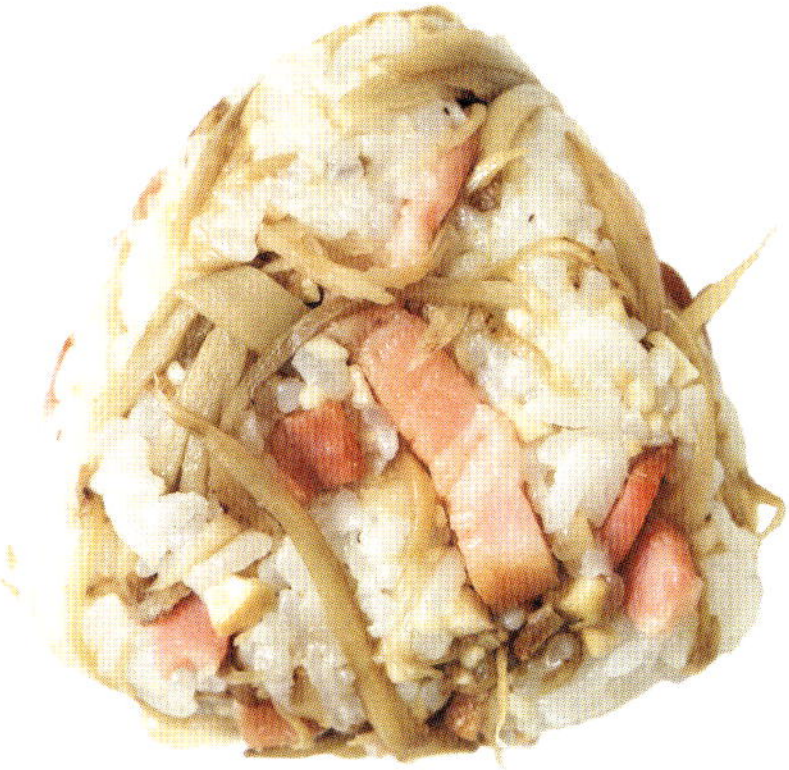

食物繊維補給はごぼうで、油分はカシューナッツとベーコンで補います。ナッツとベーコンのコクでパンチのある味わいになり、食べ応えたっぷり。好みで白ごまをプラスすれば、味わい・効能ともにアップ。

ひじきと切り干し大根のおむすび

材料　2個分

芽ひじき（乾燥・水でもどす）… 4g
切り干し大根（乾燥・水でもどして2cm長さに切る）… 4g
にんじん（せん切り）… 50g
ごはん … 茶碗軽く2杯分（240g）
米油 … 大さじ1/2
酒、しょうゆ、みりん … 各大さじ1
白炒りごま … 大さじ1

作り方

❶ フライパンに米油を熱し、水けをきったひじきと切り干し大根、にんじんを炒め、酒をふり、ふたをして弱めの中火で30秒煮る。しょうゆとみりんを加えて炒め合わせ、強火で水分を飛ばす。

❷ ボウルにごはんと、汁けをきった①、白ごまを入れて混ぜ、手に塩酢（p.11）をつけて半量ずつおむすびにする。

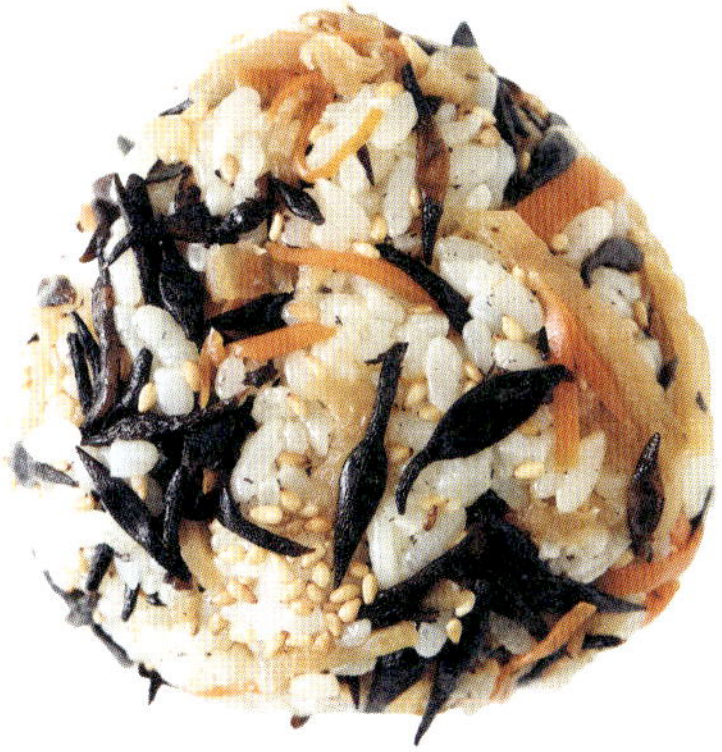

ひじきは血行改善に効果があり、腸の血行をよくして便秘改善にはたらきます。具を常備菜として作りおきしておけば、パパッと作れて重宝します。

アーモンドとブラックオリーブの胚芽米おむすび

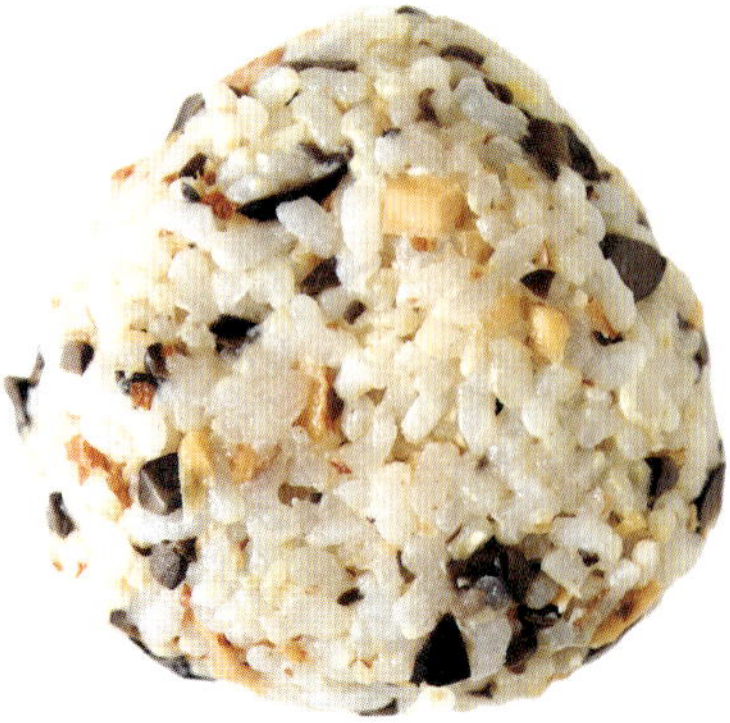

胚芽を残して精米した胚芽米は、精白米よりも食物繊維が豊富。アーモンドとオリーブの油分との相乗効果で便秘を改善。ブラックオリーブの独特な香りは、めぐらす力も発揮してくれます。

材料 2個分

アーモンド（粗く刻む）… 大さじ2
ブラックオリーブ（種を取り、粗く刻む）… 8個
塩 … 小さじ1/4
黒こしょう … 少々
胚芽米ごはん（p.46）
　… 茶碗軽く2杯分（240g）

作り方

❶ ボウルにすべての材料を入れて混ぜ、手に塩酢（p.11）をつけて半量ずつおむすびにする。

さつまいもと黒ごまの胚芽米炊き込みおむすび

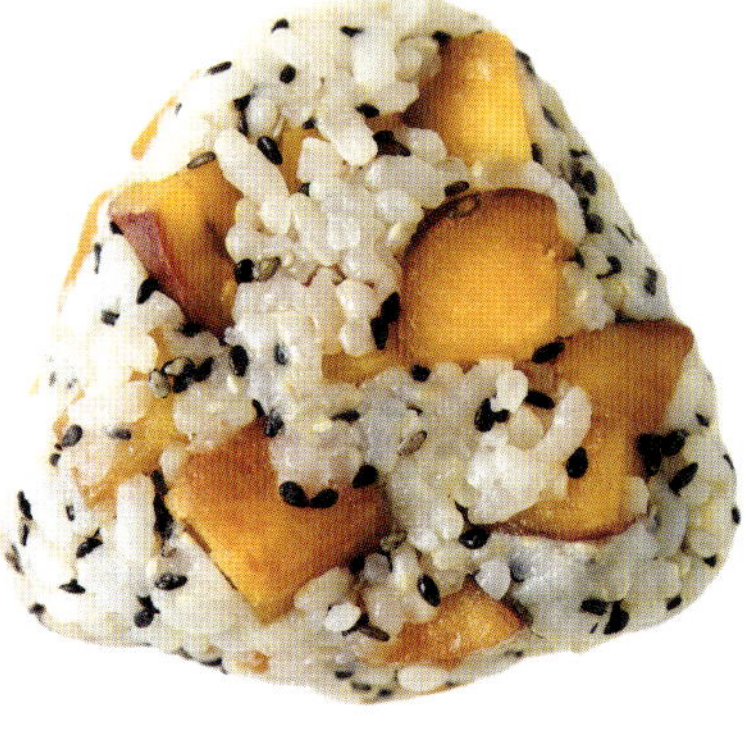

さつまいもは皮にも食物繊維がたっぷり。ごはんとともに胃腸を元気にする食材で、一緒におかゆにすることも多く、相性のよい取り合わせです。便秘改善には、胚芽米ごはんに炊き込むと効果倍増。

材料 6個分

さつまいも（皮ごと8mm角に切り、水にさらす）
　… 200g
黒炒りごま … 大さじ2強
胚芽米（といで30分浸水させ、水けをきる）
　… 2合
米油 … 大さじ1
しょうゆ … 小さじ2
酒 … 大さじ1
塩 … 小さじ1/2

作り方

❶ フライパンに米油を熱し、水けをふいたさつまいもを炒め、油がなじんだら、しょうゆをふり入れて混ぜる。

❷ 炊飯器の内釜に胚芽米と水490㎖、酒、塩を入れて混ぜる。

❸ ①をのせ黒ごまを加えて炊飯する。

❹ 炊き上がったら5分蒸らし、上下を返して混ぜ、余分な水分を飛ばす。6等分し、手に塩酢（p.11）をつけておむすびにする。

おすすめおかずと汁物

ぶりの柚香焼き

材料　2人分

ぶり（流水で洗い、水けをふく）… 2切れ
ゆずの皮（みじん切り）… 小さじ1
（またはゆずの輪切り … 2枚）
長ねぎ（3cm長さに切る）… 1/2本
A｜酒、しょうゆ … 各大さじ2
みりん … 大さじ2

作り方

❶ バットにゆずの皮と**A**を入れて混ぜ、ぶりを入れ、上下を返しながら10分つける。

❷ フライパンに米油少々（分量外）を熱し、汁けをふいたぶりと長ねぎを入れ、ふたをして両面に焼き色がつくまで焼き、つけ汁とみりんをまわしかけ、フライパンをゆすりながら調味料をからませる。

脂質の多いぶりをゆずの香りでさっぱりいただきます。腸をうるおし、ゆずの香りが腸のめぐりを整えて、便通を促してくれます。

めかぶの簡単汁

材料　2人分

めかぶ … 小2パック
手毬麩 … 6粒
だし汁 … 1と1/2カップ
みそ … 大さじ1

作り方

❶ 器2つにめかぶを1パックずつ入れ、手毬麩も半量ずつ加える。

❷ 鍋にだし汁を入れて火にかけ、沸騰したらみそを溶き入れる。再び沸騰したら①の器に注ぐ。

具材は食物繊維たっぷりのめかぶをそのまんま。好みで最後にねぎを散らせば香りもプラスできます。

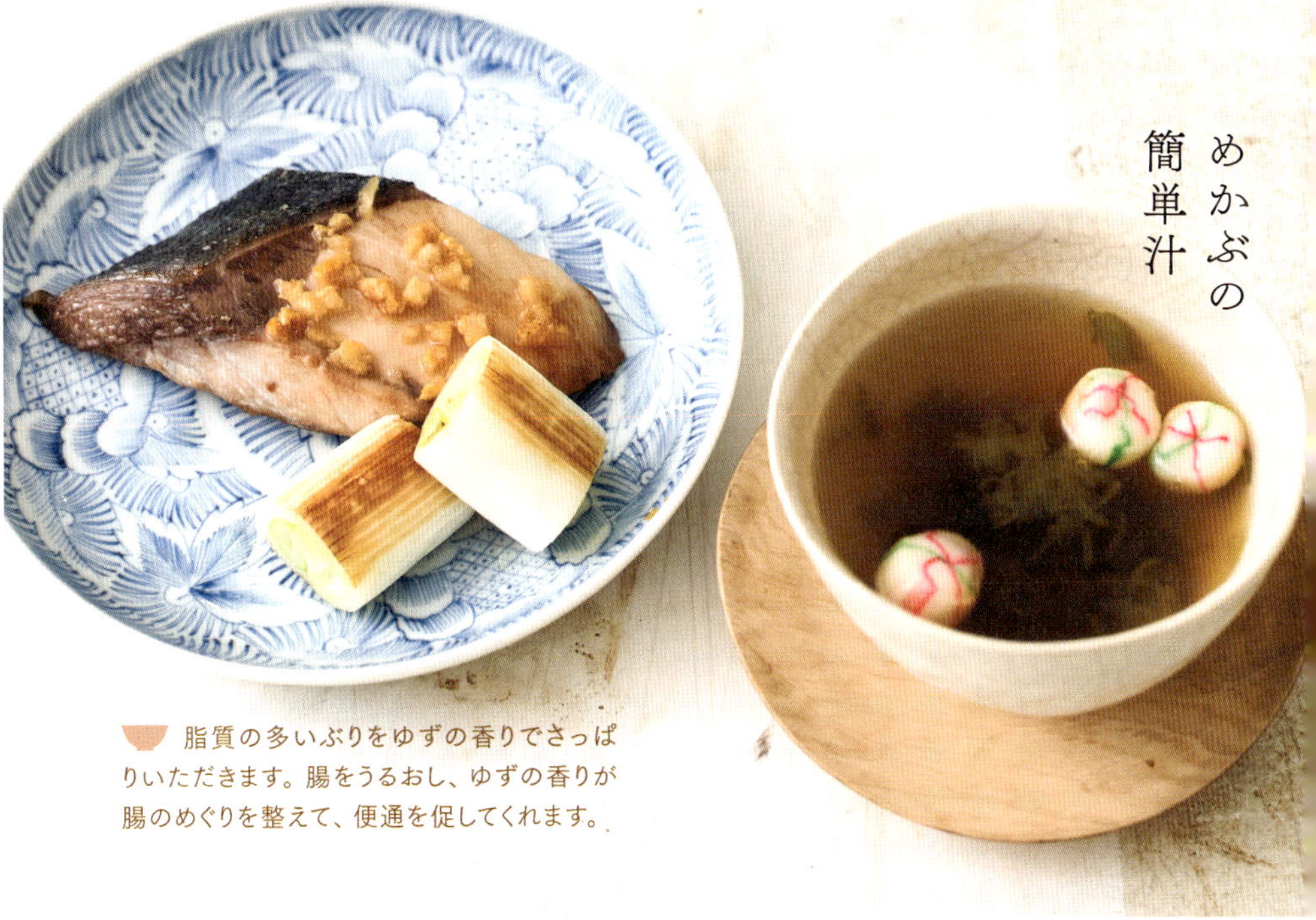

胃腸の不調に

脾・胃にたまった湿が原因。水分排出のよい食材を

胃腸の調子が悪い……そんなとき、まず考えられるのは食べすぎ。でも、そんなに食べていないのに胃腸の具合が悪かったり、むしろ食欲がないときもあります。

その原因は、薬膳でいう湿邪。脾・胃は湿に弱く、さらに海に囲まれて湿度の高い島国に暮らす日本人はことさら湿邪に注意が必要。水分をとりすぎたときや、雨の多い時期はてきめんに胃腸にきます。

胃腸の元気を取り戻すには、体にたまった湿を除くのが先決です。利尿作用があり余分な水分を排出してくれる食材や、水の滞りを解消するめぐりに有効な食材をおむすびの具材に選んで。

鯛とブロッコリーのゆずおむすび

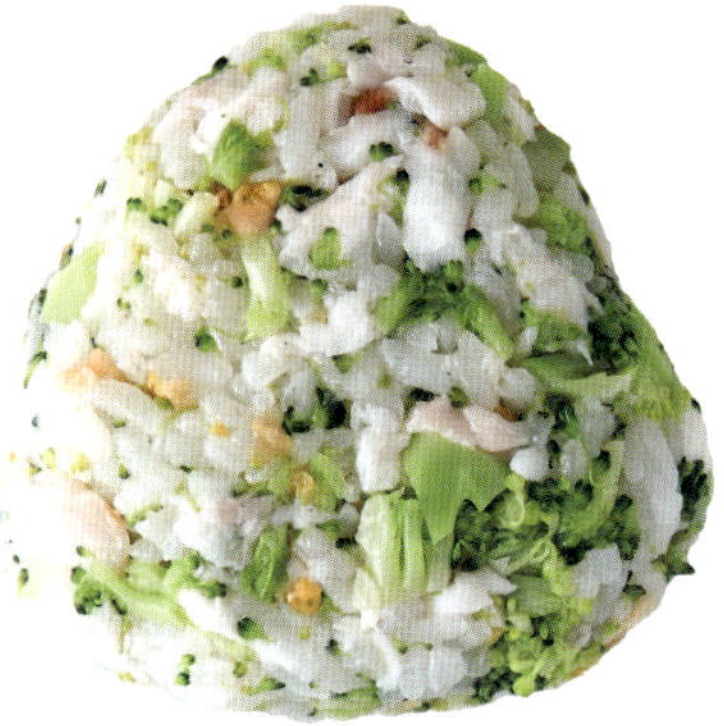

食べすぎによる胃腸の疲れからくる不調には、胃を助けるブロッコリーと、消化のよい鯛を。ゆずの香りが脾・胃の気をめぐらせて、胃腸を活発にしてくれます。

材料 2個分

鯛（流水で洗い、水けをふく）… 1切れ（80g）
ブロッコリー（小房に分ける）… 40g
ゆずの皮（みじん切り）… 大さじ1/2
ごはん … 茶碗軽く2杯分（240g）
塩 … 小さじ1/5
酒 … 大さじ2
米油 … 小さじ1/2

作り方

❶ 鯛をフライパンに入れて塩と酒をふり、ふたをして蒸し焼きにし、骨と皮を取り除いてほぐす。

❷ ブロッコリーはかためにゆでて7mm角に切り、水けをきって米油と塩少々（分量外）をからめる。

❸ ボウルにごはんと①、②、ゆずの皮を入れて混ぜ、手に塩酢（p.11）をつけて半量ずつおむすびにする。

そら豆とアンチョビのおむすび

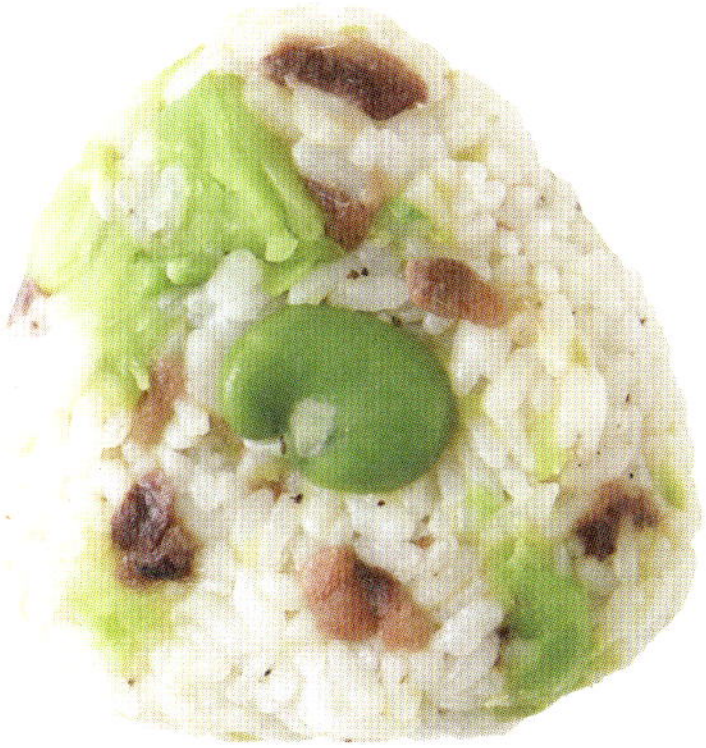

材料　2個分

そら豆（塩ゆでして皮をむき、大きければ2～4等分にする・冷凍でも可）… 80g（正味）
アンチョビ（油をきって3㎜幅に切る）… 10g
ごはん … 茶碗軽く2杯分（240g）
酒 … 小さじ1
黒こしょう … 小さじ1/5

作り方

❶ アンチョビは酒をふる。

❷ ボウルにごはんとそら豆、汁けをきったアンチョビ、黒こしょうを入れて混ぜ、手に塩酢（p.11）をつけて半量ずつおむすびにする。

胃にたまった湿を取り除く作用にすぐれたそら豆は、食欲増進にも効果的。胃を温めてくれる温性のいわしは、アンチョビなら手軽で、おむすびのアクセントになる塩けをプラスしてくれます。

とうもろこしとじゃこの大麦炊き込みおむすび

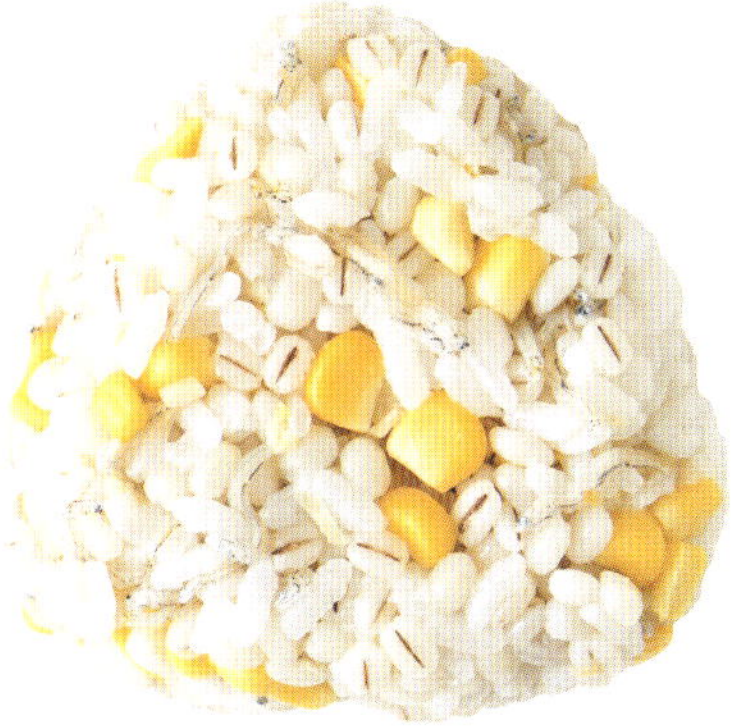

材料　6個分

とうもろこし（包丁で実をそいでほぐす）… 1本
ちりめんじゃこ（酒大さじ1をふる）… 大さじ2
しょうが（せん切り）… 20g
米（といで水けをきる）… 1と1/2合
大麦（丸麦・といで30分浸水させ、水けをきる）… 1/2合
酒 … 大さじ2
塩 … 小さじ1/2
しょうゆ … 小さじ1/2
昆布 … 5㎝四方

作り方

❶ 炊飯器の内釜に米と大麦を入れて混ぜ、水360㎖、酒、塩、しょうゆを加えてよく混ぜる。

❷ ①にとうもろこしとちりめんじゃこ、しょうが、昆布をのせて炊飯する。

❸ 炊き上がったら5分蒸らし、上下を返して混ぜ、余分な水分を飛ばす。6等分し、手に塩酢（p.11）をつけておむすびにする。

利尿作用が抜群のとうもろこしを、胃腸を助ける大麦と一緒に炊き込みます。大麦は、押し麦だと加工中に大事な消化酵素がなくなってしまうため、丸麦を使い、消化吸収のよいおむすびに。

食欲がないときに

停滞した気をめぐらせ
胃のはたらきを活発に

私たちの体は食べ物でできています。きちんと食べて、しっかり吸収するのが元気の源ともいえます。それだけに食欲がなくては始まりません。

食欲の減退は、胃の気が停滞しているサインです。気を動かさないことには、胃のはたらきも失速状態。そんな胃を動かすには、気をめぐらす香りのある食材と辛味の食材を活用しましょう。香りはハーブなど、辛味はねぎや玉ねぎなどを使ってみて。

また、食欲が落ちやすい夏は、香りに加え、酸味のある食材を使って食欲を刺激するのも有効です。

ごま油とザーサイとねぎのおむすび

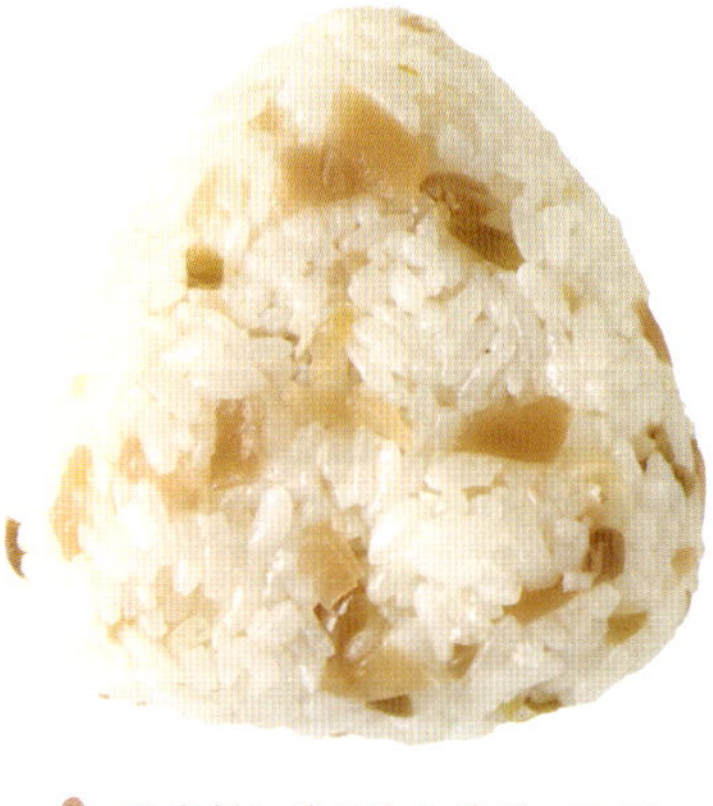

香辛料に漬け込んだザーサイとごま油の香ばしい香り。さらにねぎの辛味のトリプルで停滞した気にアプローチする、中華風のおむすびです。ザーサイのうまみと塩けがごはんによく合います。

材料 2個分

ザーサイ（汁けをきり、粗いみじん切り）… 20g
長ねぎ（みじん切り）… 30g
ごはん … 茶碗軽く2杯分（240g）
ごま油 … 小さじ1
しょうゆ … 小さじ1

作り方

❶ ボウルにザーサイ、ごま油、しょうゆを入れて混ぜ、長ねぎも加えて混ぜる。

❷ 別のボウルにごはんと汁けをきった①を入れて混ぜ、手に塩酢（p.11）をつけて半量ずつおむすびにする。

梅と青じそのおかかおむすび

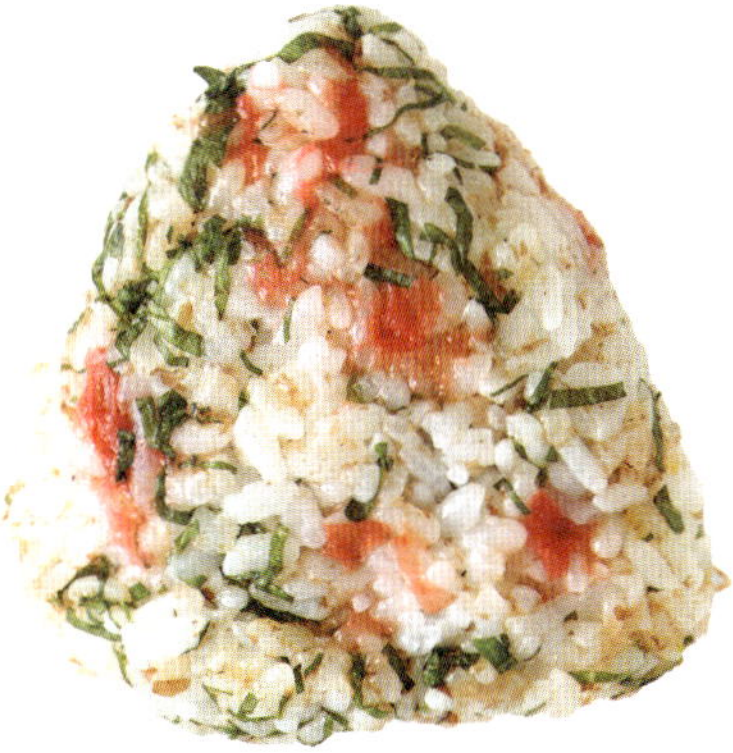

材料 2個分

梅干し（種を取って、包丁でたたく）… 中2個
青じそ（せん切りにして水にさらし、水けをしぼる）
　… 5枚
かつお節（炒って、手でもんで細かくする）
　… 1パック（1.5g）
ごはん … 茶碗軽く2杯分（240g）

作り方

❶ ボウルに梅干しとかつお節を入れて混ぜる。

❷ ①にごはんと青じそを加えて混ぜ、手に塩酢（p.11）をつけて半量ずつおむすびにする。

青じその香りが気のめぐりを促進。酸味が食欲を促す梅干しは、赤じそで漬けたものがベターです。

かつお節はそのままでも香りがありますが、ぜひフライパンで炒って香りをアップさせてみて。

トマトと鶏ひき肉と玉ねぎの炊き込みおむすび

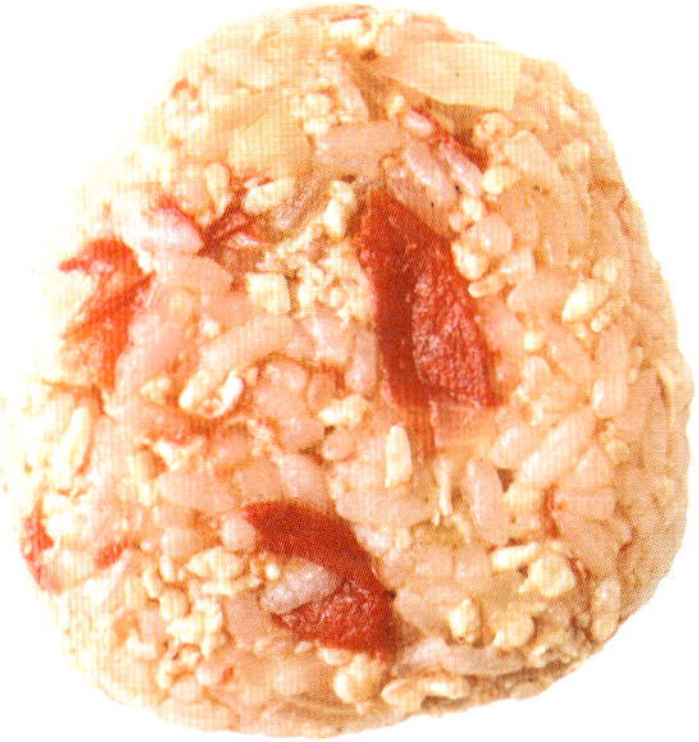

材料 6個分

トマト（完熟・種を取って1cm角に切る）
　… 小1個（120g）
鶏胸ひき肉（酒大さじ1をふる）… 100g
玉ねぎ（すりおろす）… 大1/2個（100g）
米（といで水けをきる）… 2合
A ｜ 固形ブイヨン（刻む）… 1/2個
　｜ 塩 … 小さじ1
　｜ 黒こしょう … 小さじ1/5
ローリエ … 1枚
バター … 10g

作り方

❶ ボウルに鶏肉と玉ねぎを入れて混ぜる。

❷ 炊飯器の内釜に米と水360mℓ、**A**を入れてよく混ぜ、トマトと①を加えて軽く混ぜ、ローリエとバターをのせて炊飯する。

❸ 炊き上がったら5分蒸らし、上下を返して混ぜ、余分な水分を飛ばす。6等分し、手に塩酢（p.11）をつけておむすびにする。

薬膳では「開胃作用」があるとされるトマト。開胃とは、食欲改善の意味。気を補う鶏肉、気をめぐらす玉ねぎとローリエが、トマトの力を後押ししてくれます。

肝機能アップに

血を養い、めぐらせて 肝のはたらきを高めましょう

中医学では肝は血をつかさどる要所。血を浄化して全身をめぐらせます。肝機能の向上には、造血作用のあるものと、血をめぐらせる力のある食材をとりましょう。

ここでは、血液サラサラ効果のあるDHAやEPAを含む青魚や、タウリンを豊富に含むいかやほたてをふんだんに使ったおかずおむすびが登場します。

また、肝はストレスの影響を受けやすいため、イライラ対策もお忘れなく。アボカドやほたては精神安定にもはたらきます。また、スパイスや香りのある食材は、気をめぐらせて気分をリフレッシュさせ、肝の気のめぐりも促進してくれます。

さば缶のカレーおむすび

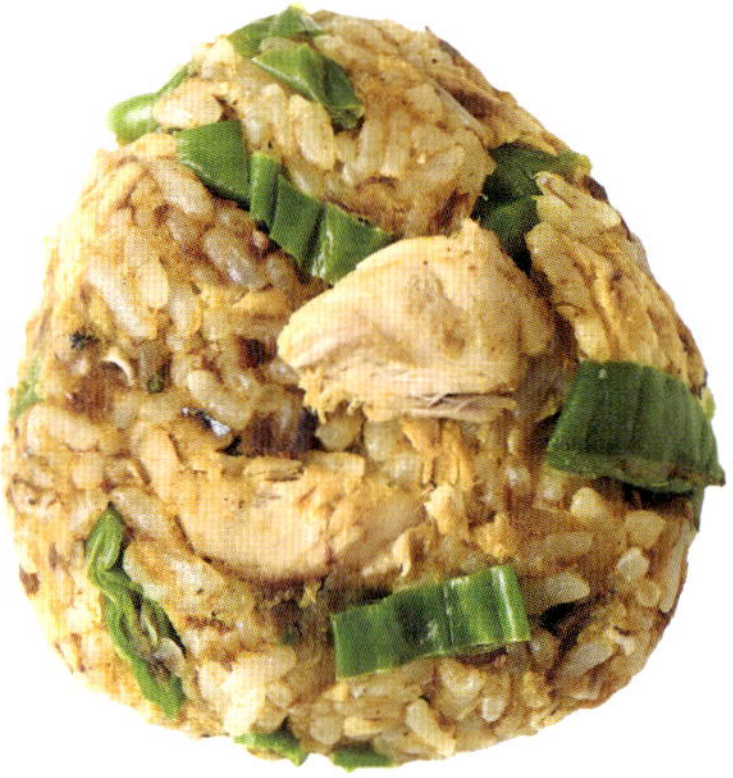

血行促進に有効なさばは、缶詰を使えばとっても手軽。
カレー粉に使われるターメリックは、肝機能を高めて代謝アップにもはたらき、スパイシーな香りが気のめぐりにも一役買ってくれます。
ししとうも香りがよく、彩りや味わいをアップしてくれます。

材料 2個分

さば水煮缶（汁けをきる）… 1/2缶（90g）
ししとう（種を取って小口切り）… 4本
カレー粉 … 小さじ2
ごはん … 茶碗軽く2杯分（240g）
米油 … 大さじ1/2
酒 … 大さじ1/2
しょうゆ … 大さじ1/2

作り方

❶ フライパンに米油を熱し、ししとうをさっと炒める。さばの身を加えてほぐしながら炒め、酒をふり入れて水分を飛ばすように炒める。しょうゆとカレー粉を加えて全体に混ぜる。

❷ ボウルにごはんと①を入れて混ぜ、手に塩酢（p.11）をつけて半量ずつおむすびにする。

アボカドとさきいかのおむすび

材料　2個分

アボカド（8mm角に切る）… 1個
さきいか（はさみで2cm長さに切って手で細く裂く）
… 40g
ごはん … 茶碗軽く2杯分（240g）
レモン汁 … 大さじ1
しょうゆ … 小さじ2
白炒りごま … 大さじ1

作り方

❶ ボウルにアボカドとレモン汁、しょうゆを入れて混ぜる。

❷ 別のボウルにごはんと汁けをきった①、さきいか、白ごまを入れて混ぜ、手に塩酢（p.11）をつけて半量ずつおむすびにする。

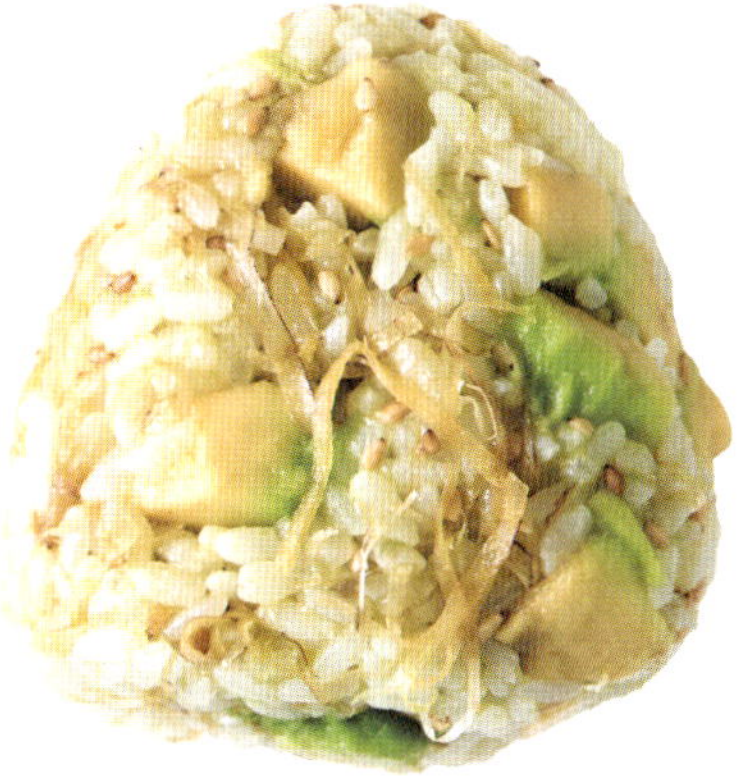

血を補い、肝のはたらきを高めるいか。さきいかなら切って混ぜるだけ。乾燥しているので、おむすびを持ち歩くときなど衛生面でも安心です。食感と強いうまみもプラスポイント。造血作用があり、精神安定にもよいアボカドのコクも効いています。

ほたて缶とにんじんの炊き込みおむすび

材料　6個分

ほたて水煮缶（身と汁を分ける）… 1缶（70g）
にんじん（4cm長さのせん切りにし、
米油小さじ2をからめる）… 100g
米（といで水けをきる）… 2合
A | 酒 … 大さじ1
固形ブイヨン（刻む）… 1/2個
塩 … 小さじ1/2

作り方

❶ 炊飯器の内釜に米を入れ、ほたての缶汁と合わせて340mℓにした水を加えて混ぜる。**A**を加えて混ぜ、にんじんとほたてをのせて炊飯する。

❷ 炊き上がったら5分蒸らし、上下を返して混ぜ、余分な水分を飛ばす。6等分し、手に塩酢（p.11）をつけておむすびにする。

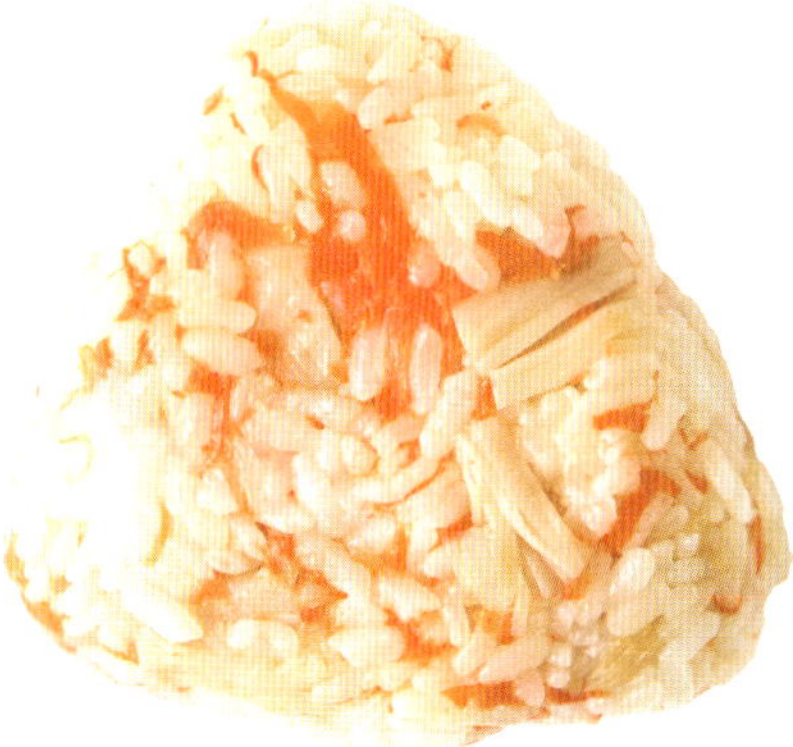

イライラ解消に効果があるほたては、肝のはたらきを高める力があり、にんじんにも造血と肝機能を整える作用があります。
炊き込むときは、ほたてのエキスがたっぷりの缶汁も使います。ほたてのうまみとにんじんの甘みがじんわりとごはんに染み込みます。

高血圧予防に

不要なものを排出してくれる玄米や胚芽米でおむすびに

　高血圧は、塩分のとりすぎが大きな原因。余分な塩分を排出させるため、利尿作用にすぐれた食材を取り入れましょう。

　おむすびに使うごはんは、排出作用がある玄米がおすすめです。ただし、玄米は消化が悪く、胃腸が弱い人には向きません。その場合、胚芽のみを残して精米した胚芽米ごはんでもOKです。

　また、薬膳ではイライラや頭痛などが原因で血圧が上昇するとも考えられています。頭にのぼった熱を取り、気を下へおろすことも高血圧予防には有効です。清熱作用のある、セロリやアスパラガスといった野菜類が役立ちます。

セロリとベビーほたての玄米おむすび

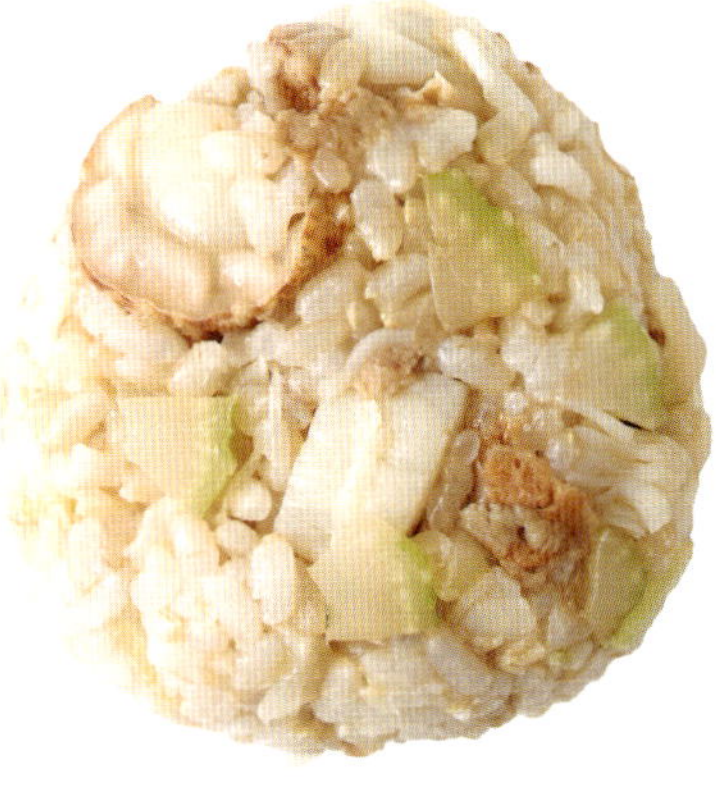

涼性のセロリは体の熱を取る作用があり、とくに頭にのぼった熱をおろしてくれます。イライラや頭痛が起こす血圧の上昇をクールダウン。また、カリウムを含み、余分な塩分排出にも効果的。コレステロール値を下げて動脈硬化を予防するほたてとの組み合わせは最強です。

材料　2個分

セロリ（縦に4等分して薄切り）… 80g
ベビーほたて … 80g
玄米ごはん（p.47）
　… 茶碗軽く2杯分（240g）
米油 … 小さじ1
酒 … 大さじ1
塩 … 少々

作り方

❶ フライパンに米油を熱し、セロリとベビーほたてを炒め、酒と塩をふる。

❷ ボウルに玄米ごはんと汁けをきった①を入れて混ぜ、手に塩酢（p.11）をつけて半量ずつおむすびにする。

アスパラガスといかの玄米おむすび

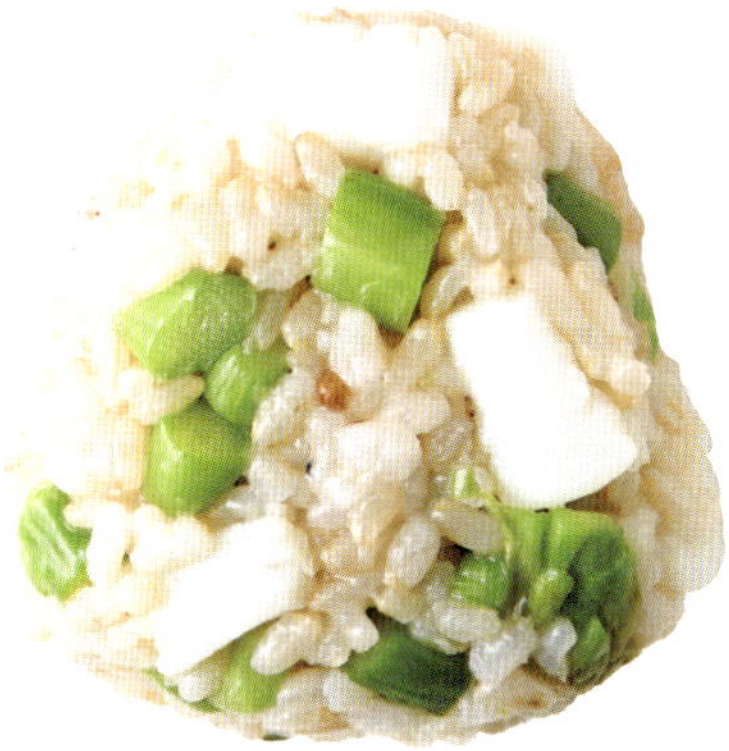

材料 2個分

アスパラガス（ゆでて1cm幅に切り、水けをふく）
…100g
いか（冷凍・食べやすい大きさに切る）…80g
玄米ごはん（p.47）
…茶碗軽く2杯分（240g）
酒…大さじ1/2
塩…少々

作り方

❶ いかは酒と塩をふって蒸し煮にし、汁けをきる。

❷ ボウルに玄米ごはんとアスパラガス、①を入れて混ぜ、手に塩酢（p.11）をつけて半量ずつおむすびにする。

体の余分な熱と湿気を取ってくれるアスパラガスは、利尿作用で血圧を下げるはたらきがあります。タウリンが豊富で動脈硬化をはじめとする生活習慣病予防によいいかは、ほんの少しの塩と酒のあっさり味で蒸し煮に。

大豆と田作りの胚芽米炊き込みおむすび

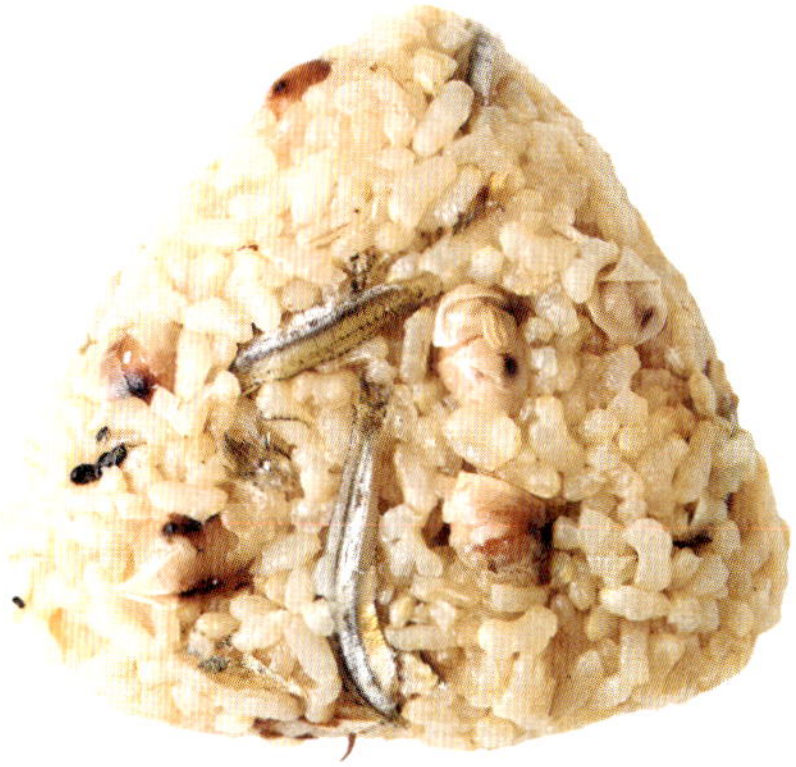

材料 6個分

炒り大豆…大さじ4
田作り（市販品・頭と内臓を取る）…20g
胚芽米（といで30分浸水させ、水けをきる）
…2合

A
- 塩…小さじ1/2
- 酒…大さじ2
- しょうゆ…大さじ1

作り方

❶ 炊飯器の内釜に胚芽米と水500mℓ、**A**を入れて混ぜ、大豆と田作りをのせて炊飯する。

❷ 炊き上がったら5分蒸らし、上下を返して混ぜ、余分な水分を飛ばす。6等分し、手に塩酢（p.11）をつけておむすびにする。

血流をよくする大豆で高血圧を予防します。ポイントは合わせる田作り。カルシウム不足はさまざまな血液の疾患を引き起こすといわれていますが、田作りにはカルシウムがたっぷり。炒り大豆とともに食感のあるおむすびに。

血行促進に

ドロドロ血流と冷え。血行不良の原因ごとに対策を

血のめぐりが悪くなるのは、「瘀血《おけつ》」といって血流が滞り、血がドロドロになってさらに血流が悪化している状態と、冷えによってめぐらす力が不足している2つのタイプが考えられます。

瘀血タイプなら、香りのある野菜やスパイス・ハーブでめぐりを促すことが大事。冷えからくるタイプなら、とにかく温めること。

ここでは、それぞれのタイプによいおむすびを紹介しています。自分がどちらのタイプかを知ってケアすることも重要です。迷う場合は、いずれにも効果が期待できる具材の取り合わせを選んでみて。

鮭と春菊のおむすび

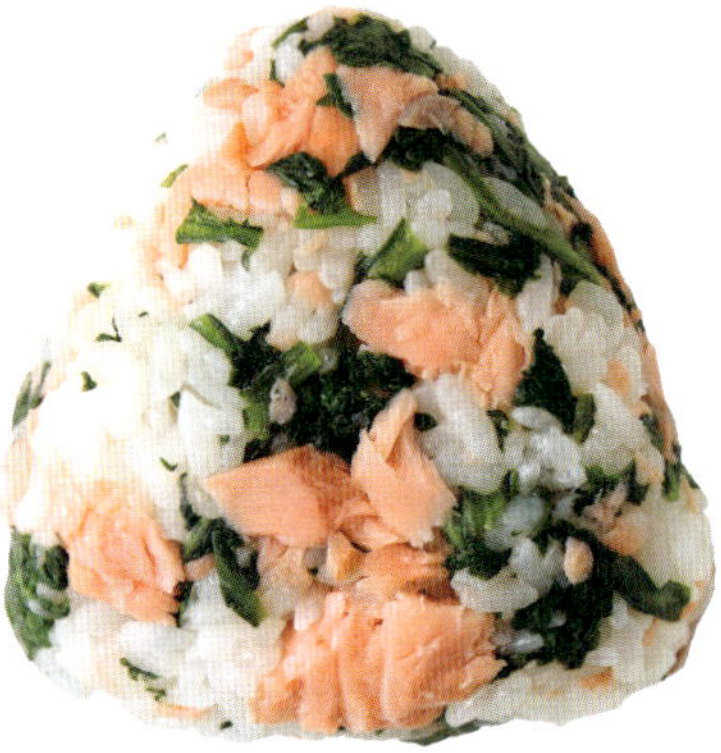

材料 2個分

塩鮭 … 1切れ(80g)
春菊(葉のみ・ゆでて水けをしぼって粗く刻む)
… 50g
ごはん … 茶碗軽く2杯分(240g)
酒 … 大さじ1
しょうゆ … 小さじ1

作り方

❶ フライパンに鮭を入れて酒をふり、ふたをして蒸し焼きにし、骨と皮を取り除いて粗くほぐす。

❷ ボウルに春菊としょうゆを入れて混ぜ、ごはんと①を加えて混ぜる。手に塩酢(p.11)をつけて半量ずつおむすびにする。

薬膳的に鮭はとても効能豊かな食材です。温め力は抜群、さらに気・血を補ってめぐらすことにもたけています。春菊は温めも冷やしもしない平性で、独特の香りがめぐりを促進。この組み合わせなら、瘀血タイプも冷えタイプもどちらもカバーできる、万能おむすびです。

鶏肉と玉ねぎのスパイスおむすび

材料　2個分

鶏こま切れ肉 … 100g
玉ねぎ（みじん切り）… 1/2 個（80g）
パプリカパウダー … 小さじ2
ごはん … 茶碗軽く2杯分（240g）
A 酒 … 大さじ1
　塩 … 小さじ1/2
　こしょう … 少々
米油 … 大さじ1/2
イタリアンパセリの葉（みじん切り）
　… 5～6枚

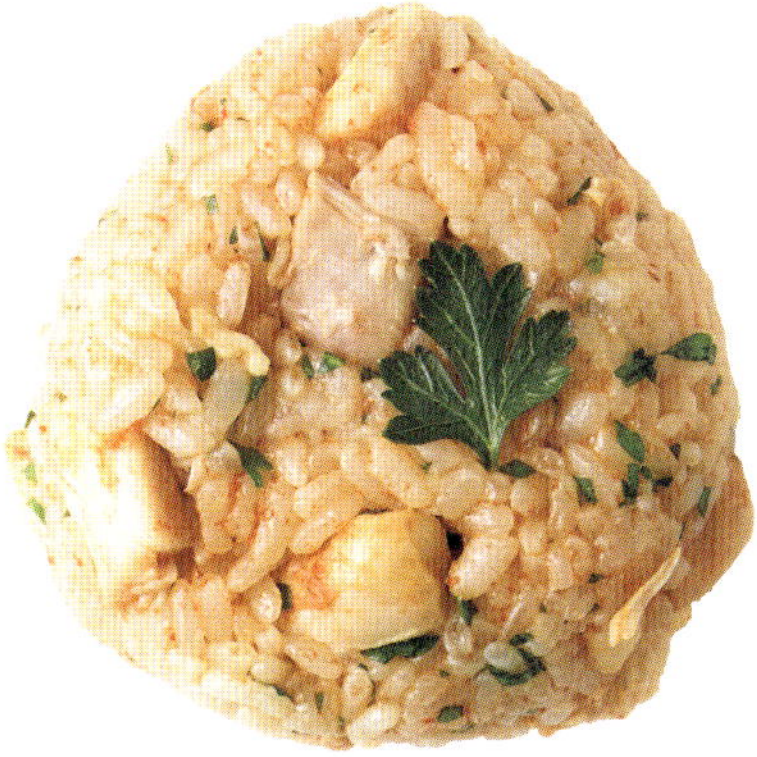

玉ねぎの辛味、パプリカパウダーとイタリアンパセリの香りが、めぐる力をぐんぐん上げてくれ、瘀血タイプにもってこい。

作り方

❶ ボウルに鶏肉と**A**を入れて混ぜる。

❷ フライパンに米油を熱して玉ねぎを炒め、しんなりしたら①の汁けをきって加えて炒める。酒大さじ1（分量外）をふり、ふたをして弱火で1～2分加熱する。

❸ ボウルに汁けをきった②を入れ、パプリカパウダーを加えてよく混ぜる。ごはんとイタリアンパセリを加えて混ぜ、手に塩酢（p.11）をつけて半量ずつおむすびにする。

えびとしょうがの炊き込みおむすび

材料　6個分

えび（殻をむき、塩でもんで流水で洗い、
　背わたを取って横半分に切る）… 9尾
しょうが（せん切り）… 40g
米（といで水けをきる）… 2合
酒 … 大さじ1
塩 … 小さじ1/2

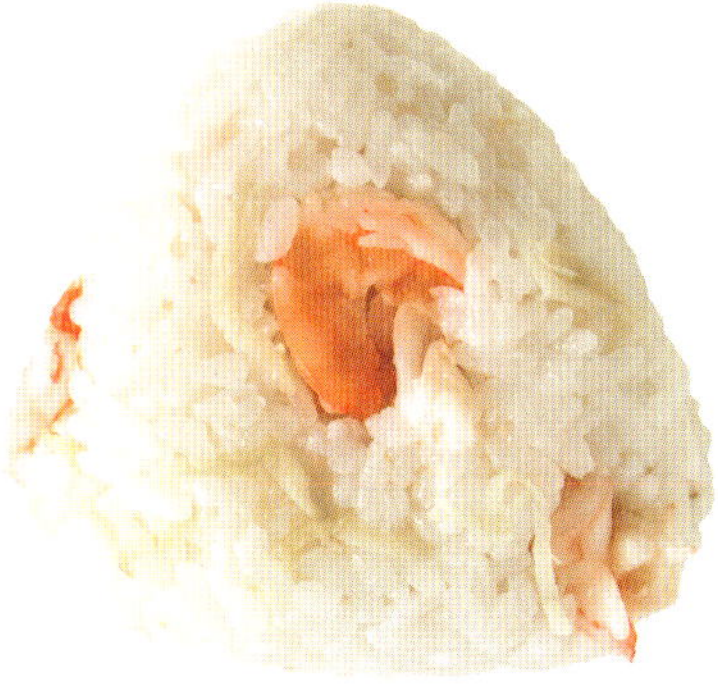

冷えに有効なえびとしょうが。炊き込むことで温め力がさらにアップします。えびの殻も一緒に炊くことで、えびの香りもプラス。

作り方

❶ 炊飯器の内釜に米と水340㎖、酒、塩を入れて混ぜる。しょうがを全体に散らし、えびとえびの殻をのせて炊飯する。

❷ 炊き上がったら殻を取り出し、5分蒸らして上下を返して混ぜ、余分な水分を飛ばす。6等分し、手に塩酢（p.11）をつけておむすびにする。

貧血に

血を補うには
肝と腎の養生が肝腎《かんじん》です

薬膳での貧血予防は肝と腎のケアがポイント。肝は造血や血流をコントロールして、腎はそのはたらきをサポートしながら連携して機能します。

肝を助けるのは、血を養う食材です。牛肉、かつお、まぐろなどの鉄分が多いたんぱく質類やにんじん、なつめなどを。腎にはひじきなどの海藻、黒米、黒ごまといった黒い食材を。クコの実は肝にも腎にもはたらきます。

また、ほうれんそうや小松菜、モロヘイヤといったカロテン豊富な青菜にも造血作用があります。おむすびにプラスする汁物や小鉢で、ちょい足しするのもおすすめです。

かつおしぐれ煮のおむすび

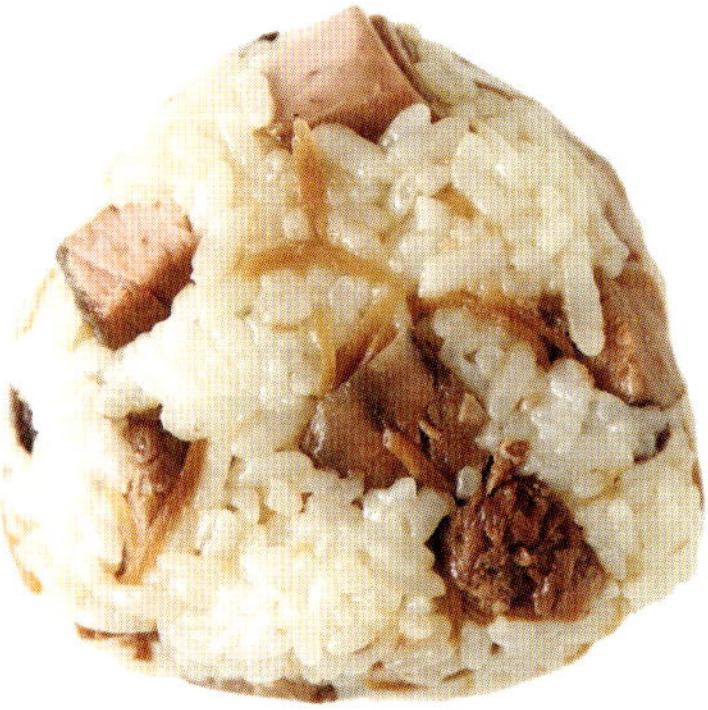

材料 2個分

かつお（さく状のもの・1cm角に切り、酒大さじ1をふる）
… 100g
しょうが（せん切り）… 25g
ごはん … 茶碗軽く2杯分（240g）
酒、しょうゆ … 各大さじ3
みりん … 大さじ1

作り方

❶ 小鍋にしょうがと酒、しょうゆを入れて火にかけ、沸騰したら汁けをきったかつおを加える。再沸騰したら、弱火にしてみりんを加え、水分がほぼなくなるまで煮る。

❷ ボウルにごはんと汁けをきった①を入れて混ぜ、手に塩酢（p.11）をつけて半量ずつおむすびにする。

かつおのような血合いの多い魚は血を補うとされています。腎にはたらいて精力をつけてくれるので、血が不足して体力が落ちているときにぴったり。温め力の強いしょうがと一緒にしぐれ煮にすれば、つくった血を効率よくめぐらせ、体力回復を早めてくれます。

にんじんといかの炊き込みおむすび

材料　6個分

にんじん（粗いみじん切り）… 100g
いか（冷凍・1cm長さの短冊切りにし、酒大さじ1をふる）
… 100g
米（といで水けをきる）… 2合
A　酒 … 大さじ1
　固形ブイヨン（刻む）… 1/4個
　塩 … 小さじ1/2
バター … 10g

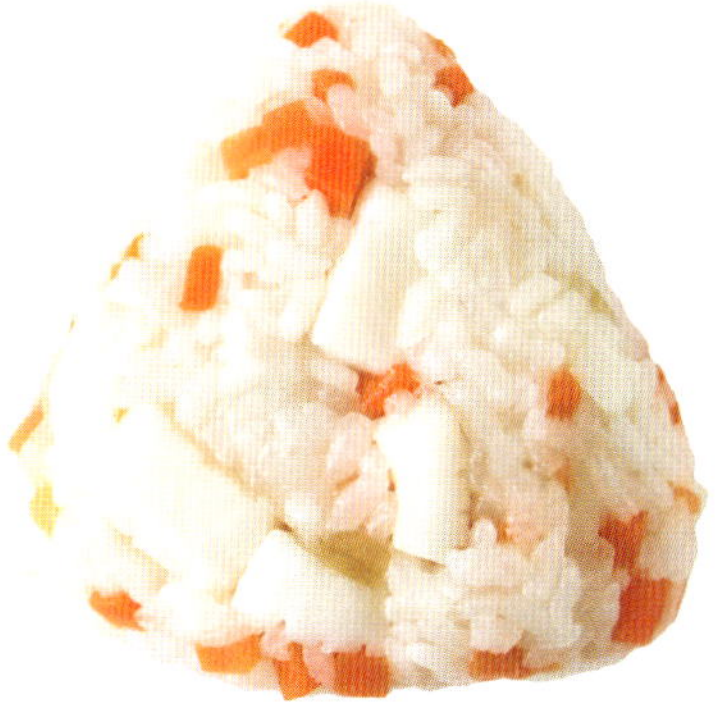

にんじんといかはどちらも血を養い、血をコントロールする肝を助ける食材です。

作り方

❶ 炊飯器の内釜に米と水340mℓ、**A**を入れて混ぜ、にんじんを加えて混ぜる。

❷ ①にいかとバターをのせて炊飯する。

❸ 炊き上がったら5分蒸らし、上下を返して混ぜ、余分な水分を飛ばす。6等分し、手に塩酢（p.11）をつけておむすびにする。

ドライオニオン入り牛肉巻きおむすび

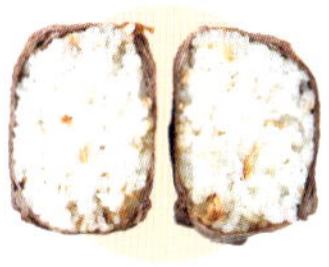

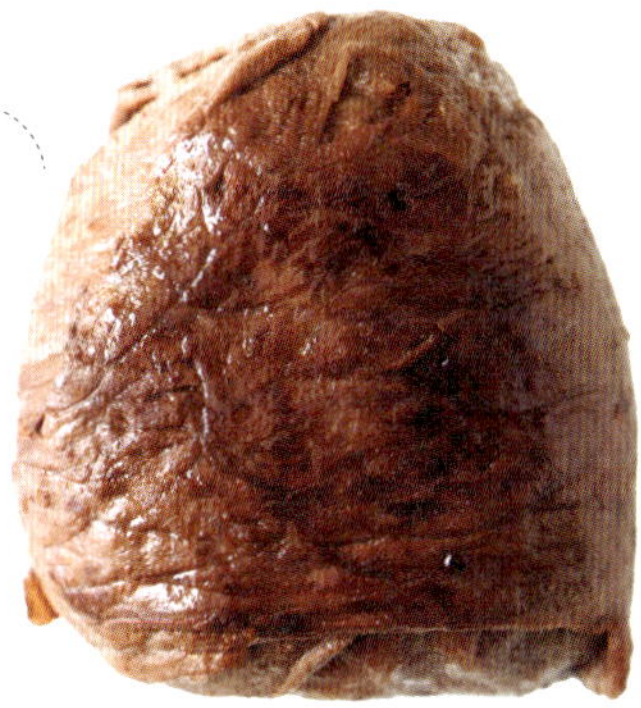

材料　2個分

牛薄切り肉（しゃぶしゃぶ用）… 4枚（160g）
ドライオニオン（市販品）… 大さじ4
ごはん … 茶碗軽く2杯分（240g）
米油 … 小さじ1
A　酒、しょうゆ … 各大さじ1
　きび砂糖 … 大さじ1/2

造血力にすぐれた牛肉は、脂身が少ない赤身のものを選んで。ドライオニオンのめぐらす作用をプラス。

作り方

❶ ボウルにごはんとドライオニオンを入れて混ぜ、半量ずつおむすびにする。

❷ 牛肉2枚を①のおむすびに、ごはんが隠れるように巻く。同様にもう1つ作る。

❸ フライパンに米油を熱し、牛肉の巻き終わりを下にして入れ、全体を焼く。焼き色がついたら弱めの中火にして**A**を加え、転がしながら全面にからめる。汁けが残ったら、火を強めて水分を飛ばす。

ひじきとチーズの黒米炊き込みおむすび

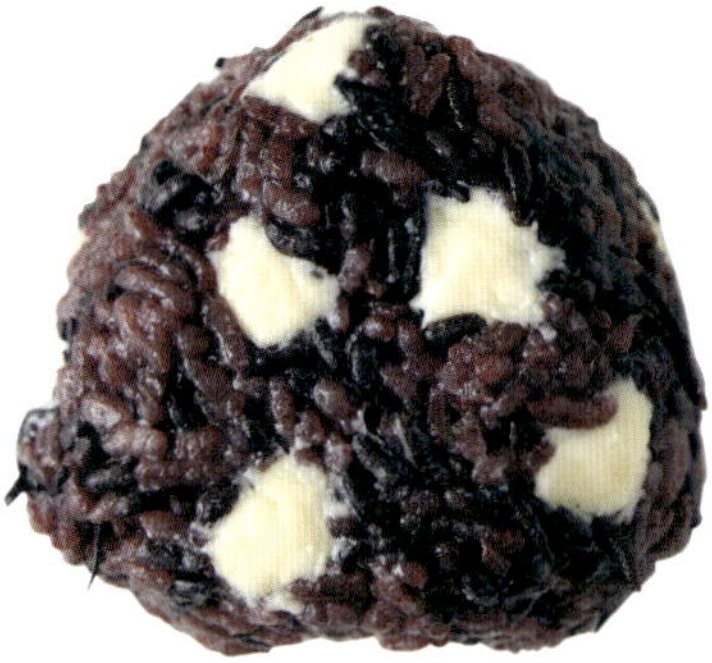

ひじきと黒米の黒コンビは、腎を助け、血を養う食材です。寒性のひじきに対して黒米は温性でバランスのとれた組み合わせ。
味わいが好相性なチーズは消化がよく、血の材料となる良質なたんぱく質を含みます。カルシウムが骨を強くするので、骨粗しょう症予防にもおすすめのおむすびです。

材料 6個分

芽ひじき（乾燥・水でもどす）… 6g
プロセスチーズ（5㎜角に切る）… 40g
米（といで水けをきる）… 1と1/2合
黒米（さっとといで水けをきり、保温ジャーに熱湯180㎖と一緒に入れて30分おく）… 1/2合
酒 … 大さじ1
塩 … 小さじ2/3

作り方

❶ 炊飯器の内釜に米と黒米（つけ汁ごと）、水250㎖、酒、塩を入れてよく混ぜ、水けをきったひじきをのせて炊飯する。

❷ 炊き上がったら5分蒸らし、上下を返して混ぜ、余分な水分を飛ばす。チーズを加えて全体を混ぜ、6等分し、手に塩酢（p.11）をつけておむすびにする。

甘栗となつめのおこわおむすび

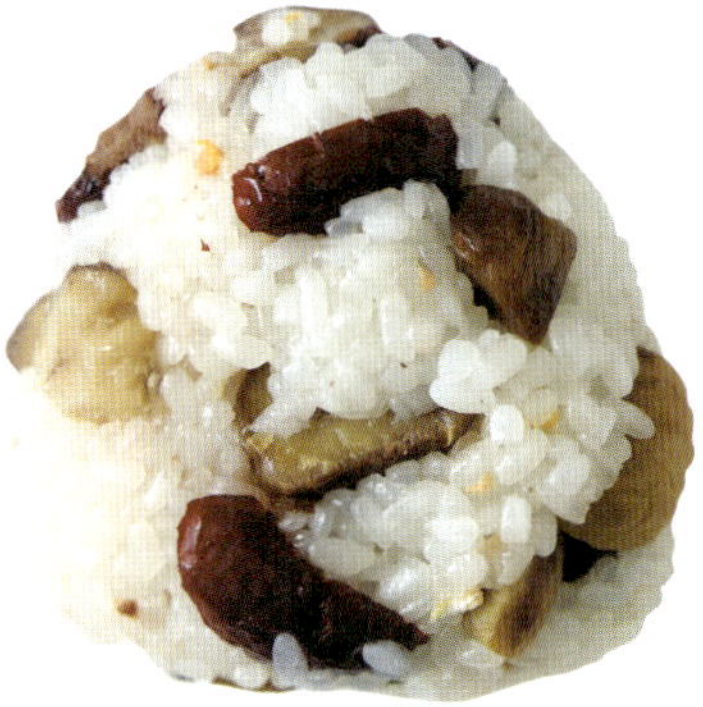

甘栗となつめは、気・血を補ってめぐりを促進します。もち米も気を補う力が強く、体力をつけたいときにもってこい。
また、栗となつめ、もち米はどれも甘みが特徴。薬膳で甘みは気を養います。疲れたら甘いものが欲しくなりますが、このおむすびもほっこり疲れを癒やしてくれます。

材料 6個分

甘栗（さっと洗って水けをふき、縦半分に切る）
… 10個
なつめ（種を取り、4等分する）… 大6個
もち米（炊く直前にといで水けをきる）… 2合
酒 … 大さじ1
塩 … 小さじ1/2

作り方

❶ 炊飯器の内釜にもち米と水310㎖、酒、塩を入れて混ぜ、甘栗となつめをのせて炊飯する。

❷ 炊き上がったら5分蒸らし、上下を返して混ぜ、余分な水分を飛ばす。6等分し、手に塩酢（p.11）をつけておむすびにする。

鮭のピカタ

材料　2人分

生鮭（1切れを半分に切り、酒大さじ1と塩少々を両面にふる）… 2切れ（160g）
イタリアンパセリの葉（みじん切り）… 4～5枚
卵（溶きほぐす）… 1個
酒 … 小さじ1
塩、黒こしょう … 各少々
薄力粉 … 大さじ3
米油 … 大さじ1
ししとう … 適量

作り方

❶ 溶き卵に酒と塩を加えてよく混ぜ、イタリアンパセリを加えて混ぜる。
❷ バットに薄力粉を広げて黒こしょうを混ぜ、汁けをふいた鮭の両面にまぶしつけ、余分な粉ははたく。
❸ ②を①の卵液にくぐらせ、米油を熱したフライパンで、ししとうと一緒に焼く。

血をつくってめぐらす鮭に、同じく造血にはたらく卵をまとわせて効能をパワーアップ。

モロヘイヤの吸い物

材料　2人分

モロヘイヤの葉（粗いみじん切り）… 20枚
A
かつお節（粉末）… 小さじ1
しょうゆ … 小さじ1
酒 … 小さじ2
塩 … 少々

作り方

❶ 器2つに**A**を半量ずつ入れて、それぞれ熱湯を器の半分まで注ぎ、よく混ぜる。
❷ ①にモロヘイヤを半量ずつ加えて混ぜ、熱湯を器の八分目まで注いで混ぜる。かつお節適量（分量外）をのせる。

青菜には造血作用があるとされますが、とくにモロヘイヤは造血にかかわる葉酸が豊富です。

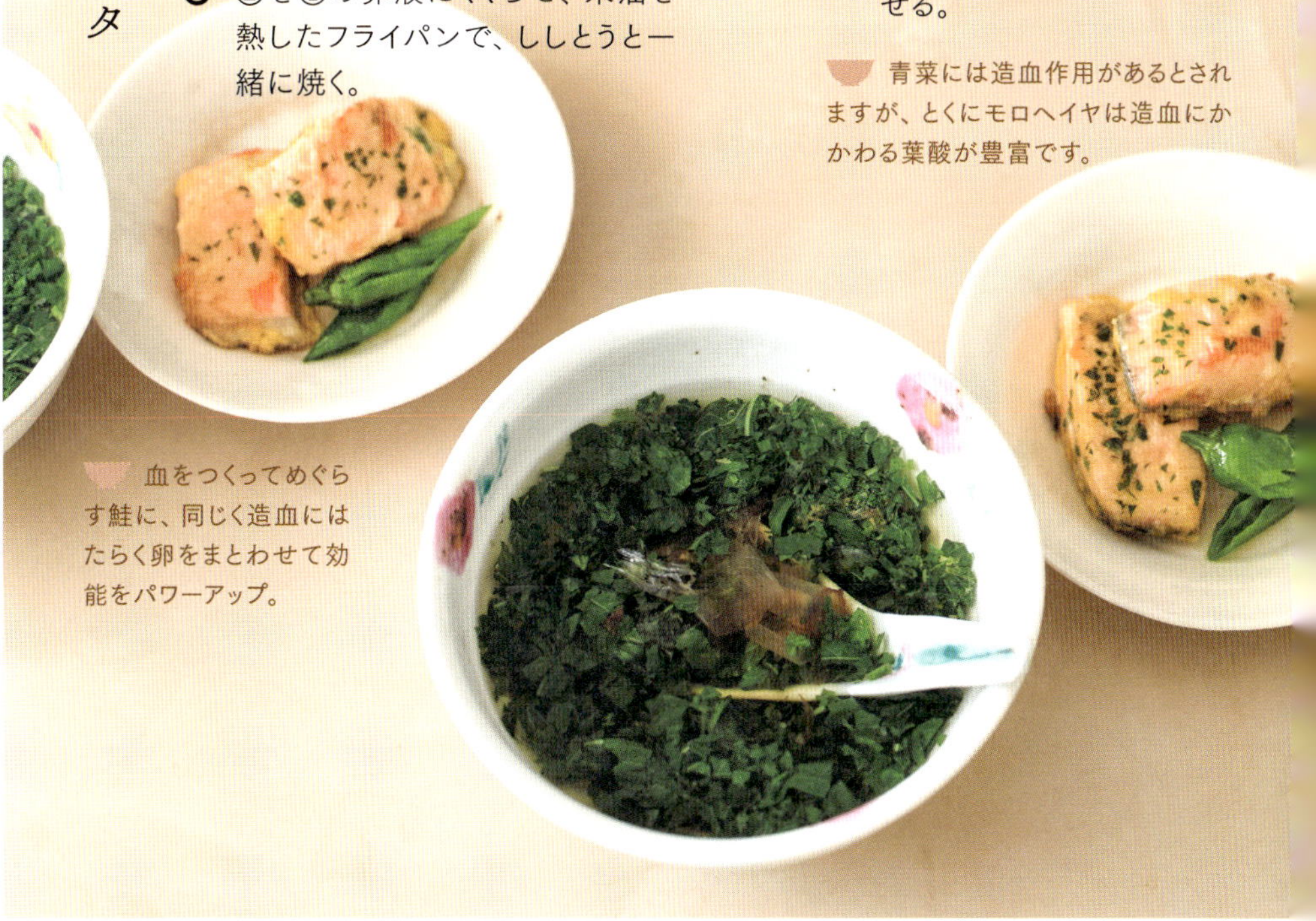

column 2

作りおき 薬膳ふりかけ

日本独特の食文化ともいえるふりかけ。「ごはんのお供」の代名詞です。ごはんにかけるだけでなく、ごはんに混ぜ込んでおむすびにしたりと、お弁当にも欠かせないアイテムです。

今では、いろいろな種類が市販されていますが、乾物を刻んで混ぜるだけで、簡単に手作りできます。食材の組み合わせ次第で効能も自由自在。ここでは5つの効能別にレシピをご紹介しています。

ふりかけを作るときのポイントは、食材を直前にから炒りするなど、しっかりと水分を抜くこと。味わいはもちろん、衛生面でも重要です。

作りおきしておむすびにするほか、納豆に加えたり、麺類をあえてもOK。

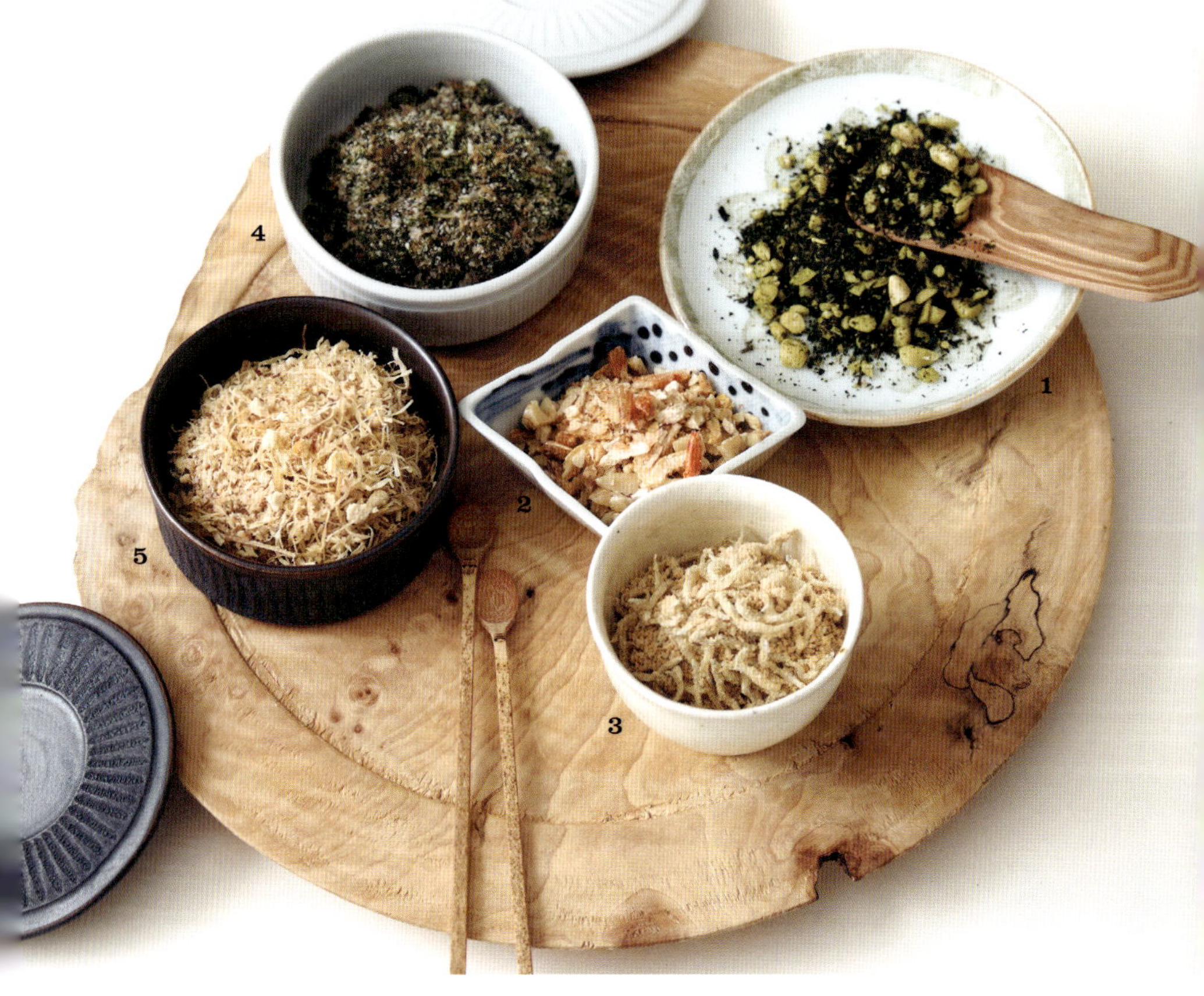

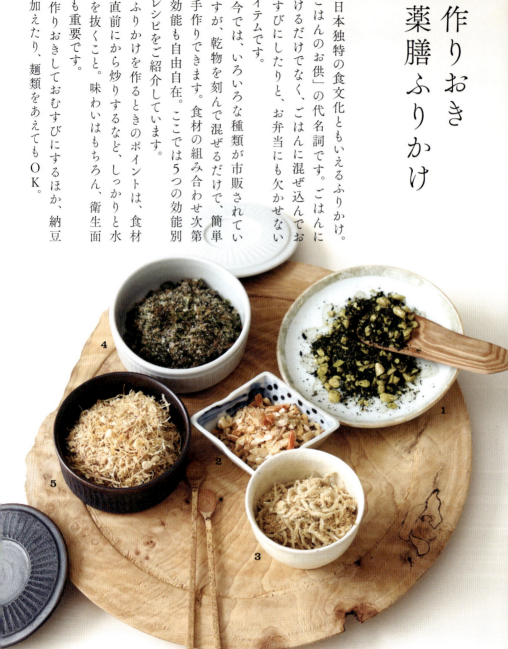

[作り方と保存方法]

材料を細かく刻み、ボウルに入れて混ぜ合わせるだけ。清潔な密閉できる保存容器に入れ、冷蔵保存し、2週間以内に食べきるようにしましょう。

＊分量はいずれも作りやすい分量

1 わかめ・松の実・緑茶

〈更年期ののぼせなどに〉

陰を補って体の熱を
冷ましてくれます

わかめ（乾燥・細かく刻む）… 10g
松の実（粗く刻む）… 大さじ1
緑茶（粗くすりつぶす）… 10g
塩 … 2g

＊緑茶は丸ごといただくので、効能もしっかり。無農薬の有機栽培のものを選びましょう。

2 桜えび・くるみ・干ししょうが

〈冷えに〉

体を温める陽の気をめぐらせ
冷えを解消

桜えび（粗く刻む）… 6g
くるみ（粗く刻む）… 20g
干ししょうが … 2g
塩 … 2g

＊桜えびは鍋でから炒りすると香りと食感がアップ。干ししょうがは皮をむいてスライスするか刻んで数日干すだけで簡単に手作りできます。

3 じゃこ・白ごま・きなこ

〈ストレスに〉

腸内環境の改善によって
自律神経を整えます

ちりめんじゃこ … 20g
白炒りごま（粗くすりつぶす）… 大さじ2
きなこ … 12g
塩 … 2g

＊食物繊維たっぷりのきなこと、精神安定に効くカルシウムが豊富なちりめんじゃこを、ごまの油分がまとめてくれます。

4 おかか・黒ごま・青のり

〈アンチエイジングに〉

腎に作用し、抗酸化・
老化防止にはたらきます

かつお節（から炒りして手でもむ）… 20g
黒ごま（から炒りする）… 大さじ1
青のり … 大さじ2
塩 … 2g

＊青のりは粉末ではないものを選んで、手でもんで細かくすると香りも食感もよくなります。

5 アーモンド・さきいか・ゆずの皮

〈肝機能アップに〉

肝機能を整え、ストレス緩和、
造血にも有効

アーモンド（粗く刻む）… 30g
さきいか（細かくほぐす）… 10g
ゆずの皮（ドライ・粗く刻む）
… 大さじ1
塩 … 2g

＊生のゆずを使う場合は、水けをよくふき取り、数日干して水分を完全に飛ばします。

ストレスに

肝の乱れがストレスのもと。肝の気の流れを整えて

ストレスは、薬膳では肝の気のめぐりが停滞、もしくは過剰になっている状態ととらえます。そのせいで、胃腸のはたらきが妨げられたりと、不調がほかにも及ぶことも。まずは、肝にしっかり気を蓄え、めぐりを整えることがストレス解消への近道と考えましょう。

肝の気を助けるものには、たら（たらこ）やえび、あさり、いか、うなぎ、豚肉などがあり、気をめぐらす香りの食材と一緒にとるのがポイントです。

また、ストレスには体の熱を取るのも有効。とくにのぼせがある人は、涼性や寒性の体を冷やす食材を選ぶのが得策です。

ねぎ入りたらこチーズおむすび

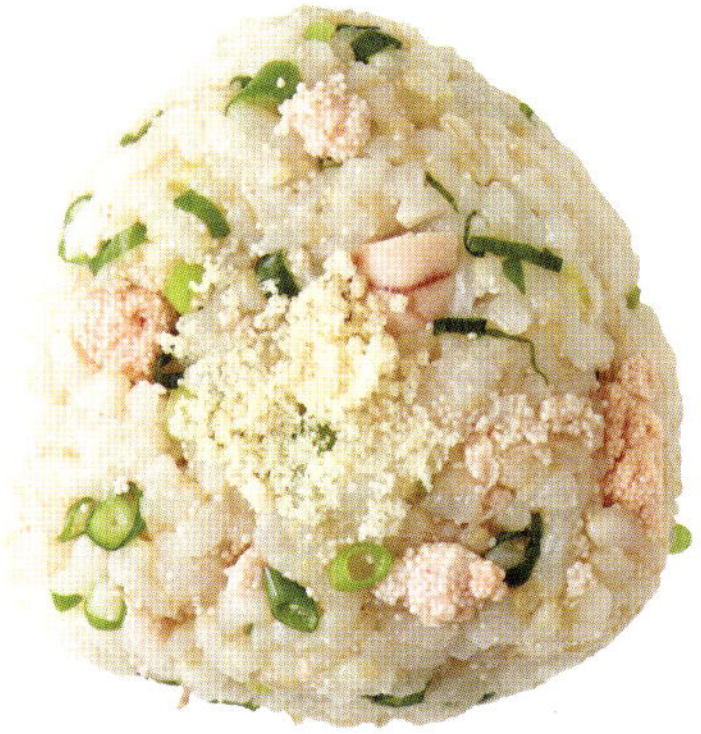

疲れからくるストレスに有効なビタミンB_1、B_2が豊富なたらこは、気を補って肝を助け、ねぎのつんと鼻に抜ける香りが気をめぐらせます。味に深みを出すチーズは、カルシウムが精神安定をサポート。

材料 2個分

たらこ（無着色のもの）… 1/2腹
粉チーズ … 大さじ1強
細ねぎ（小口切り）… 1～2本
ごはん … 茶碗軽く2杯分（240g）
酒 … 大さじ1

作り方

❶ たらこは酒をふってフライパンで蒸し焼きにしてほぐす。

❷ ボウルにごはんと①、粉チーズ、細ねぎを入れて混ぜ、手に塩酢（p.11）をつけて半量ずつおむすびにする。粉チーズ適量（分量外）をのせる。

ピーナッツみそとししとうの胚芽米おむすび

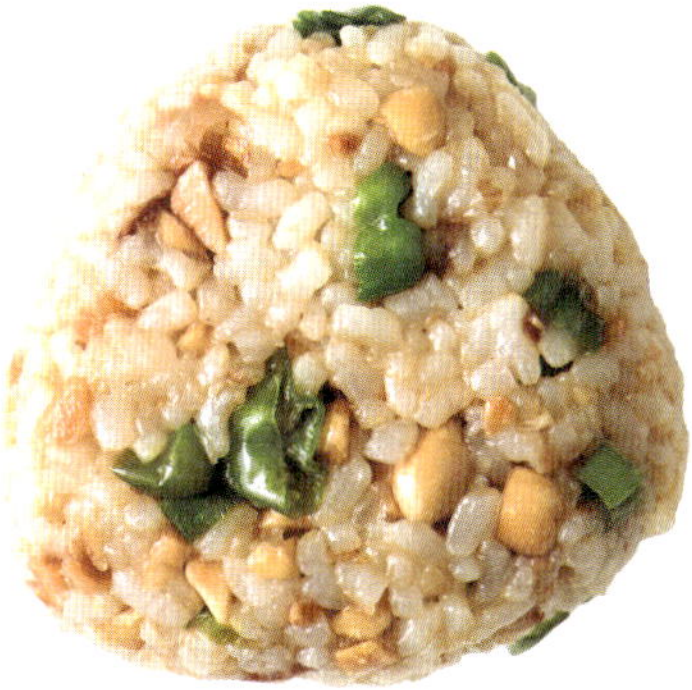

陰の気を養うピーナッツと、涼性のみそが、イライラで熱くなった体を冷ましてくれます。ししとうの香りは気詰まり解消に有効。

材料 2個分

ピーナッツ（炒って粗く刻む）… 30g

A | みそ … 大さじ1
酒 … 大さじ1/2
きび砂糖 … 大さじ1

ししとう（種を取って小口切り）… 2本

胚芽米ごはん（p.46）… 茶碗軽く2杯分（240g）

米油 … 大さじ1/2

作り方

❶ 耐熱容器に**A**を入れて混ぜ合わせ、電子レンジで30～40秒加熱する。きび砂糖が完全に溶けたらピーナッツを加えて混ぜる。

❷ フライパンに米油を熱し、ししとうをさっと炒め、色が鮮やかになったらペーパータオルの上に取り、余分な油を取る。

❸ ボウルに胚芽米ごはんと①、②を入れて混ぜ、手に塩酢（p.11）をつけて半量ずつおむすびにする。

豚肉と玉ねぎのカレー風味おむすび

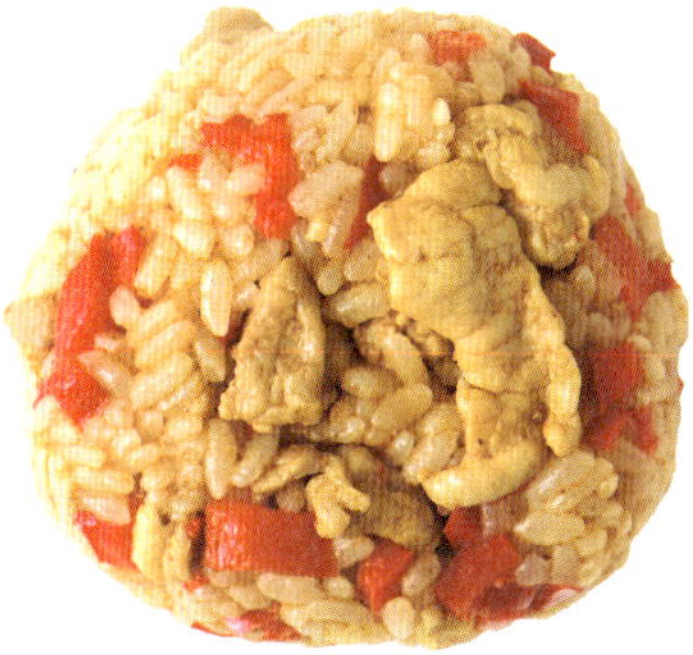

気を補う豚肉は平性ですが陰を養い、イライラをしずめる効果も。玉ねぎとカレーの香りは気をめぐらせます。

材料 2個分

豚こま切れ肉（粗く刻み、玉ねぎのすりおろし40g、酒大さじ1、塩少々と混ぜる）… 100g

パプリカ（赤・5㎜角に切る）… 1/3個

カレー粉 … 小さじ2

ごはん … 茶碗軽く2杯分（240g）

塩、黒こしょう … 各少々

米油 … 大さじ1/2

A | 固形ブイヨン（刻む）… 1/2個
酒 … 大さじ2

作り方

❶ フライパンに米油を熱し、パプリカをさっと炒め、ふたをして蒸し焼きにする。豚肉を加えて炒めたら**A**を加え、ふたをして30秒加熱する。カレー粉を加えて強火で炒め、塩、黒こしょうで味を調える。

❷ ボウルにごはんと①を入れて混ぜ、手に塩酢（p.11）をつけて半量ずつおむすびにする。

不眠に

体の中で高ぶった余分な熱を取って安眠に

脳の使いすぎや貧血、ストレス、悩みなどで心がもやもやと熱くなったり、怒りで肝の気が上がってくることから、不眠が起こるといわれています。安らかな眠りのためには、心の熱を取り、肝の高ぶりを抑えるものを積極的にとりましょう。

薬膳で不眠の特効薬といえば、百合根です。性質は涼性で、心にはたらきかけて神経の高ぶりを抑え、イライラを解消し、安眠に導いてくれます。

また、精神安定に欠かせないカルシウムや、脳内で興奮を抑えるというGABAといった成分もしっかり補給を。GABAは、胚芽米に豊富に含まれています。

鮭骨とのりとごまの胚芽米おむすび

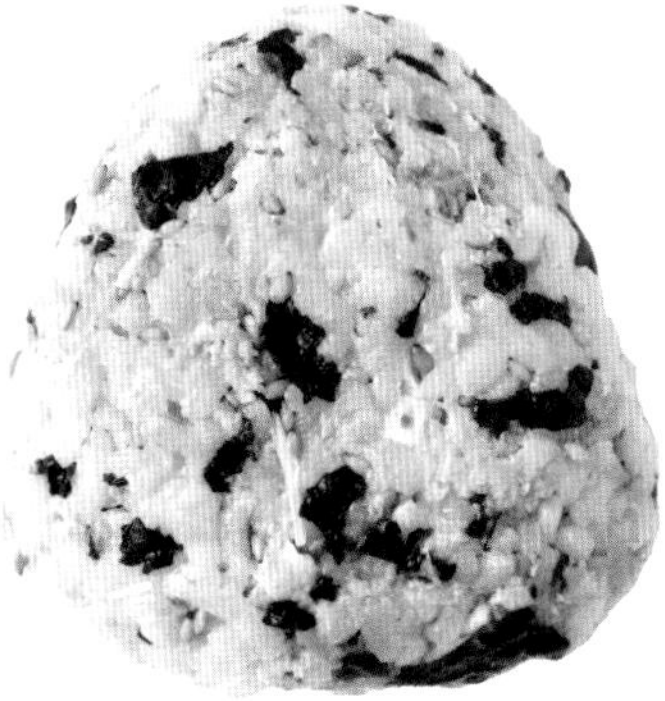

骨まで丸ごと食べられる鮭骨缶を活用して、カルシウム補給ができるおむすびです。GABAが豊富な胚芽米を合わせ、体の熱を冷ましてくれる寒性ののりと白ごまも混ぜ込みます。のりは、おむすびに巻いてもOK。

材料　2個分

鮭骨缶（汁けをきり、骨ごと身をほぐす）
　… 1缶（180g）
焼きのり（全形・細かくちぎる）… 1/2枚
白炒りごま … 大さじ1
胚芽米ごはん（p.46）
　… 茶碗軽く2杯分（240g）

作り方

❶ ボウルに胚芽米ごはんと鮭骨を入れてよく混ぜ、のりと白ごまを加えて混ぜる。手に塩酢（p.11）をつけて半量ずつおむすびにする。

牡蠣とにんじんのおむすび

材料　2個分

牡蠣のオイル漬け
（市販品・油をきって3～4等分する）… 40g
にんじん（小さめのいちょう切り）… 50g
ごはん … 茶碗軽く2杯分（240g）

作り方

❶ にんじんはゆでるか、電子レンジで1分加熱して、水けをきる。

❷ ボウルにごはん、牡蠣、①を入れて混ぜ、手に塩酢（p.11）をつけて半量ずつおむすびにする。

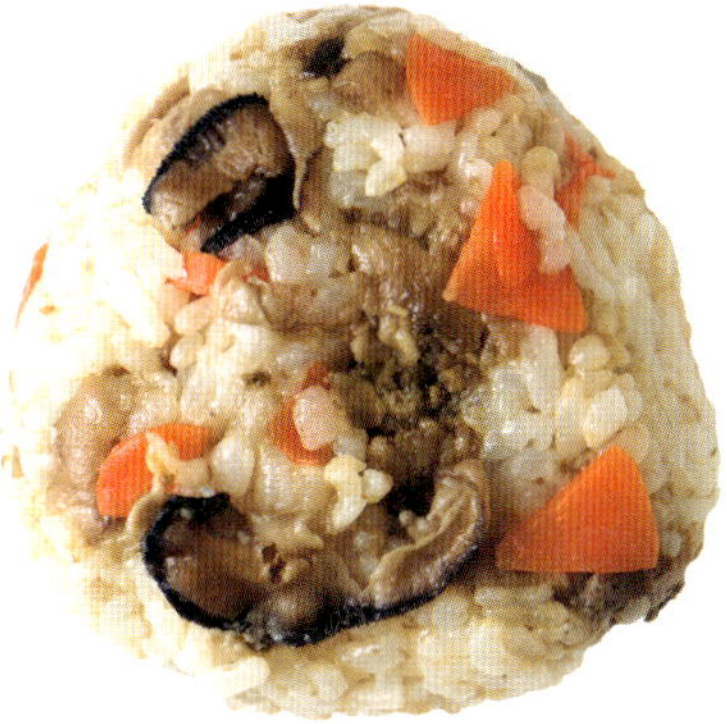

肝を助ける牡蠣にはミネラルが豊富で、ストレスや不安感を取り去り、心を落ち着かせる作用があります。さらに、疲労回復にもよいため、寝不足で疲れた体にもってこい。オイル漬けなら手軽で重宝します。
また、にんじんも血を養うことで肝のはたらきに作用します。

百合根とクコの実と栗の炊き込みおむすび

材料　6個分

百合根（鱗片をバラバラにする）
… 中1個（150～200g）
クコの実（ぬるま湯で洗って水けをふく）
… 大さじ2
米（といで水けをきる）… 1と1/2合
粟（といで30分浸水させ、茶こしで水けをきる）
… 1/2合
酒…大さじ1
塩 … 小さじ1/2
＊百合根は変色した部分があれば取り除く。

作り方

❶ 炊飯器の内釜に米と粟を入れて混ぜ合わせ、水390mℓを注ぎ、百合根と酒と塩を加えて炊飯する。

❷ 炊き上がったらクコの実を加えて5分蒸らし、上下を返して混ぜ、余分な水分を飛ばす。6等分し、手に塩酢（p.11）をつけておむすびにする。

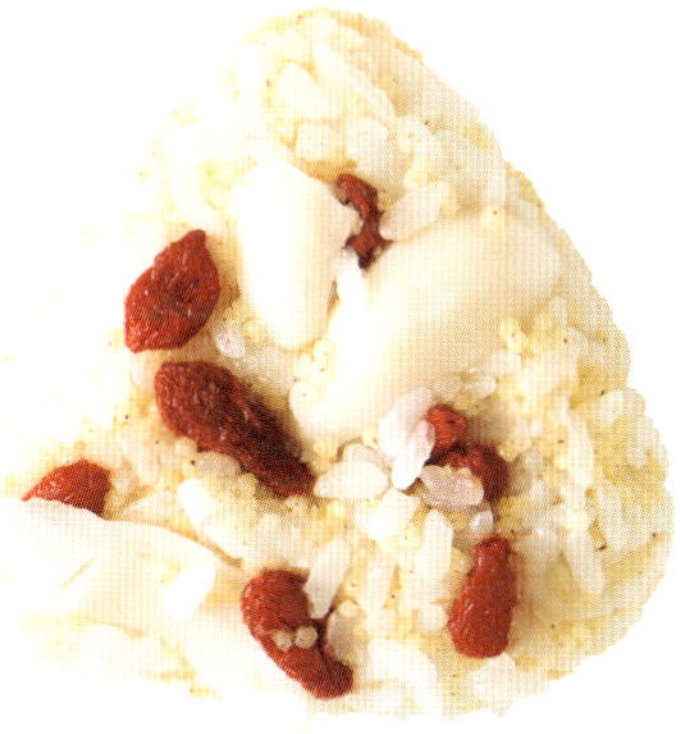

涼性の百合根と粟に、陰を養うクコの実は、のぼせがある不眠におすすめの組み合わせ。クコの実は血を養って、肝と腎のはたらきを高めることでも安眠をサポートしてくれます。
百合根は乾燥したものを使ってもOK。20gを保温ジャーに熱湯と一緒に入れて1～2時間おいてもどします。

疲労回復に

気を補いめぐらせて 脾・胃から元気に

気が不足すると体がうまく機能せず、疲れとして蓄積されてしまいます。気の不足は、消化吸収を担う脾・胃のはたらきを低下させ、腎や肝の動きも弱ります。

疲れたと感じたら、まず気を補う食べ物をとり、体中に行き渡らせること。それには、まさにおむすびはうってつけ。米自体に気を補うパワーが詰まっていて、そこへさらに気を補うものや、気をめぐらす具材をプラスすれば疲れ知らずに。

また、ダメージを受けた脾・胃や肝、腎のはたらきを高めたり温める食材、そして消化吸収のよいものを選ぶことも重要です。もちろん、休息を取ることも忘れずに。

ツナそぼろと実山椒のおむすび

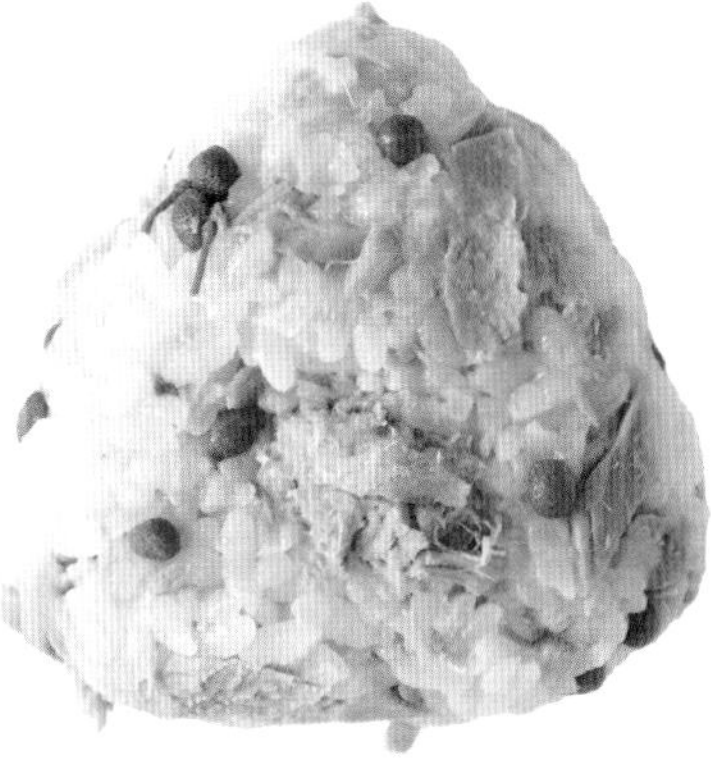

赤身のまぐろは、気・血を補い、腎と肝を助けます。ツナそぼろで補った気をめぐらす役目は、ピリリとした辛味と香りの実山椒。

材料　2個分

ツナそぼろ … 90g
実山椒のしょうゆ漬け（市販品・汁けをきる）
… 大さじ1
ごはん … 茶碗軽く2杯分（240g）

〈ツナそぼろ（作りやすい分量）〉
ツナ水煮缶（汁けをきる）…1缶（140g）
酒 … 大さじ1
しょうゆ … 小さじ2
きび砂糖…大さじ1/2

作り方

❶ ツナそぼろを作る。小鍋かフライパンにツナを入れ、酒としょうゆ、きび砂糖を加えてよく混ぜる。火にかけ、菜箸でかき混ぜながらそぼろ状にする。

❷ ボウルにごはんと分量の①、実山椒を入れて混ぜ、手に塩酢（p.11）をつけて半量ずつおむすびにする。

ブロッコリーとハムのマヨネーズおむすび

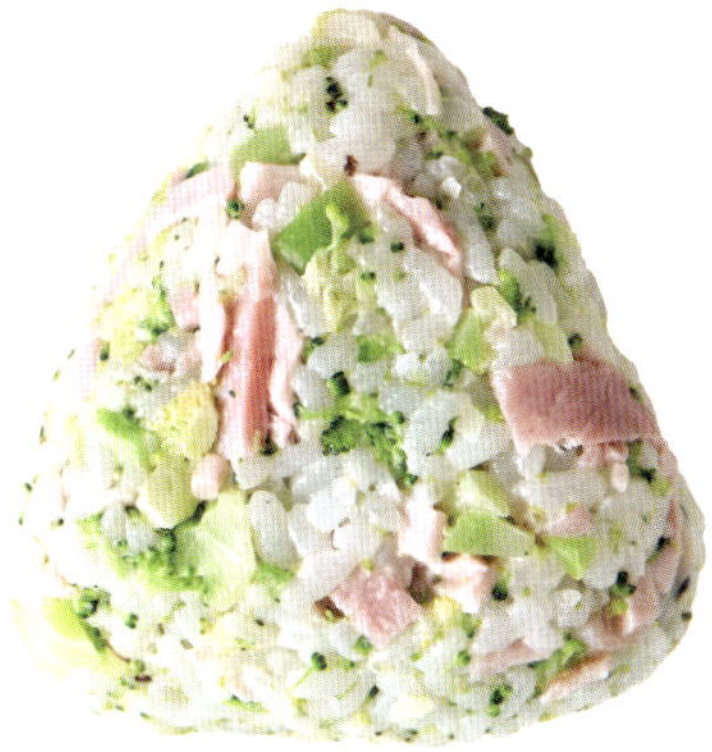

胃のはたらきを高めるブロッコリーとハム。酸味と油と卵黄のコクで食欲を刺激するマヨネーズであえて、サラダ感覚で食べられるおむすびに仕上げました。

材料 2個分

ブロッコリー（小房に分ける）… 40g
ハム（7㎜幅に切る）… 80g
マヨネーズ … 大さじ1
ごはん … 茶碗軽く2杯分（240g）
塩、黒こしょう … 各少々

作り方

❶ ブロッコリーはかためにゆでて粗いみじん切りにし、水けをきる。ボウルに入れて塩、黒こしょうをふって混ぜ、マヨネーズを加えてあえる。

❷ ①にごはんとハムを加えて混ぜ、手に塩酢（p.11）をつけて半量ずつおむすびにする。

鶏ひき肉と干ししいたけとしょうがのおむすび

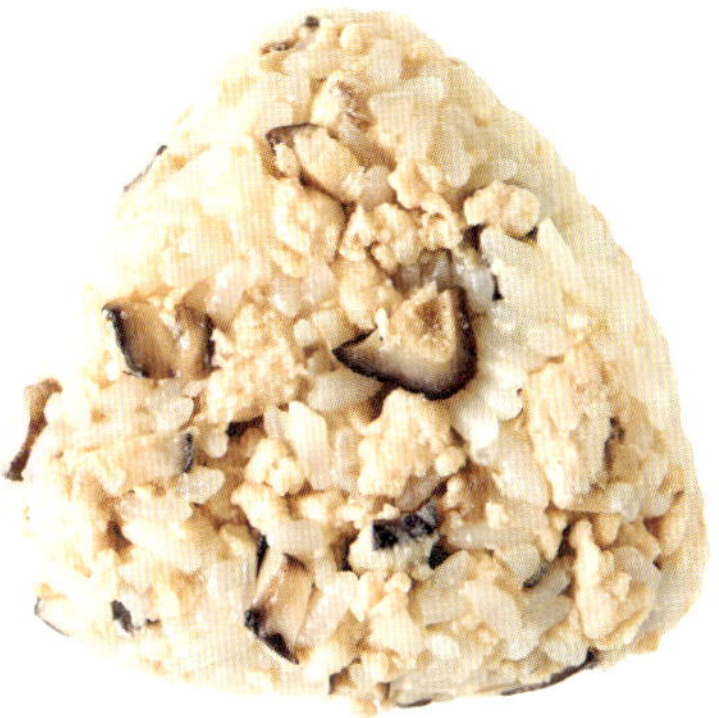

胃の冷えから疲れがきているタイプには鶏肉を。微温性で胃を温め、気も補います。干ししいたけにも気を補う力があり、しょうがの温め力で疲労回復力を高めます。

材料 2個分

鶏胸ひき肉 … 80g
干ししいたけ（ぬるま湯でもどして薄切りにして粗く刻む）… 小2枚
しょうが（すりおろす）… 10g
ごはん … 茶碗軽く2杯分（240g）
酒 … 大さじ1
米油 … 小さじ2
しょうゆ … 大さじ1/2
塩 … 小さじ1/5

作り方

❶ ボウルに鶏ひき肉としょうが、酒大さじ1/2、塩少々（分量外）を入れ、練らないよう菜箸でほぐしながらなじませる。

❷ フライパンに米油を熱し、弱火でしいたけを炒め、香りが立ったら①を加え、中火にして菜箸4～6本でかき混ぜながら、パラパラになるように炒める。

❸ ②にしょうゆと残りの酒を加えて全体になじませ、塩で味を調えて、水分がなくなるまで炒める。

❹ ボウルにごはんと③を入れて混ぜ、手に塩酢（p.11）をつけて半量ずつおむすびにする。

かぼちゃのガーリックおむすび

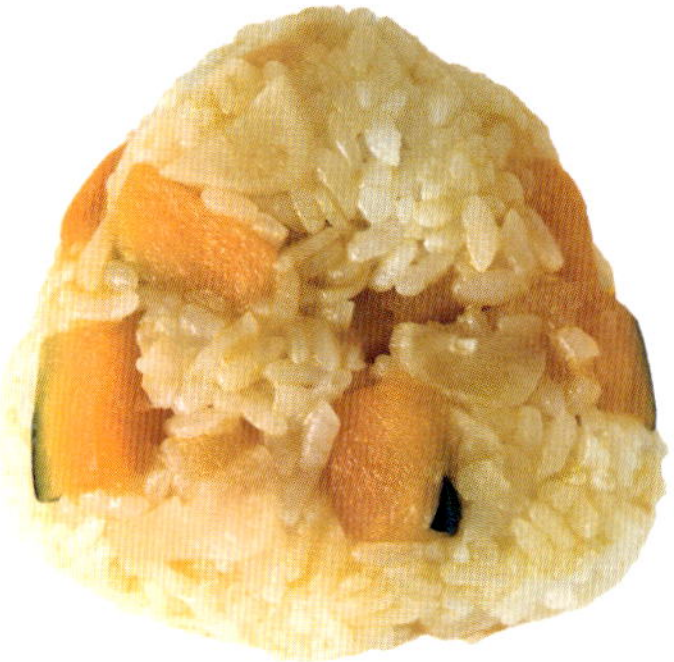

甘みのあるかぼちゃは、温性で脾・胃の温め効果が抜群。にんにくは気・血両方のめぐりを促し、体中に気と血をみなぎらせてくれます。

材料 2個分

かぼちゃ（皮のかたいところをむいて1cm角に切り、水にさらす）… 100g
にんにく（薄切り）… 5g
ごはん … 茶碗軽く2杯分（240g）
オリーブオイル … 小さじ2
鶏ガラスープの素 … 小さじ1/3
酒 … 大さじ1
塩、こしょう … 各少々

作り方

❶ フライパンにオリーブオイルとにんにくを入れて弱火にかけ、香りが立ったら、水けをきったかぼちゃを加えて炒める。全体に油がまわったら、鶏ガラスープの素と酒を加え、ふたをして加熱する。かぼちゃに火が通ったら、ふたを取って水分を飛ばし、塩、こしょうで味を調える。

❷ ボウルにごはんと①を入れて混ぜ、手に塩酢（p.11）をつけて半量ずつおむすびにする。

鯛の炊き込みおむすび

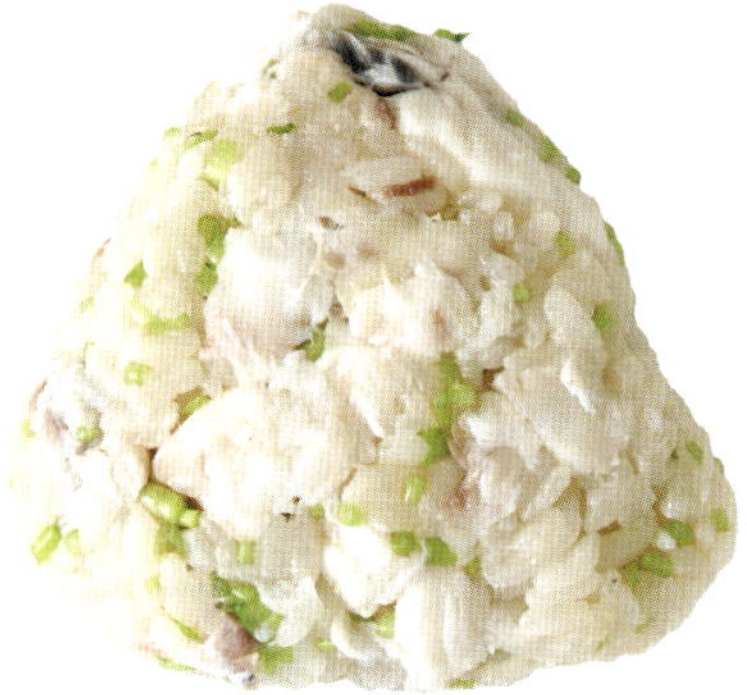

鯛は消化がよく、滋養強壮に富んだ魚。気・血を補って、脾・胃・腎を助けます。三つ葉の香りがめぐりを担います。

材料 6個分

鯛（3～4等分し、酒大さじ1と塩少々をふる）
… 大1切れ（100g）
米（といで水けをきる）… 2合
A　酒 … 大さじ1
　　しょうゆ、塩 … 各小さじ1/2
昆布 … 5cm四方
三つ葉（みじん切り）… 1株

作り方

❶ 炊飯器の内釜に米と水340mℓ、Aを入れてよく混ぜ、昆布の上に鯛をのせて炊飯する。

❷ 炊き上がったら、昆布と鯛を取り出し5分蒸らす。鯛は骨と皮を取り除いて粗くほぐし、内釜に戻す。三つ葉を加え、上下を返して混ぜる。6等分し、手に塩酢（p.11）をつけておむすびにする。

おすすめおかずと汁物

炒り豆腐

材料　2人分

木綿豆腐（1㎝角に切ってペーパータオルに包み水けをきる）… 1/2丁
にんじん（3㎝長さのせん切り）… 1/2本（80g）
長ねぎ（小口切り）… 20g
枝豆（ゆでたもの、または冷凍）… 大さじ2
米油 … 大さじ1
A　だし汁 … 大さじ3
　酒 … 大さじ1
　しょうゆ … 小さじ1
　きび砂糖 … 小さじ1
塩 … 少々

作り方

❶ フライパンか小鍋に米油を熱し、にんじんをさっと炒め、長ねぎを加えて炒める。

❷ ①に豆腐を加えて全体に油がまわるまで炒め、枝豆とAを加えて混ぜ合わせ、炒め煮にして水分を飛ばす。塩で味を調える。

消化吸収のよい豆腐のおかず。豊富なβ-カロテンが肝を助けるにんじんに、夏バテにも効く枝豆を加えます。

ミニトマトとオクラの吸い物

材料　2人分

ミニトマト（縦4等分にする）… 4個
オクラ（塩でもんで洗い、小口切り）… 4本
だし汁 … 1と1/2カップ
A　酒 … 大さじ1
　塩 … 小さじ1/3
　しょうゆ … 小さじ1/3

作り方

❶ 鍋にだし汁とミニトマトを入れて火にかけ、沸騰したらAとオクラを加えて色が鮮やかになったら火を止める。

胃のはたらきを高めるトマトと、ねばねば成分が胃の粘膜を守るオクラをさっぱりとした吸い物に。常温でもおいしくいただけます。

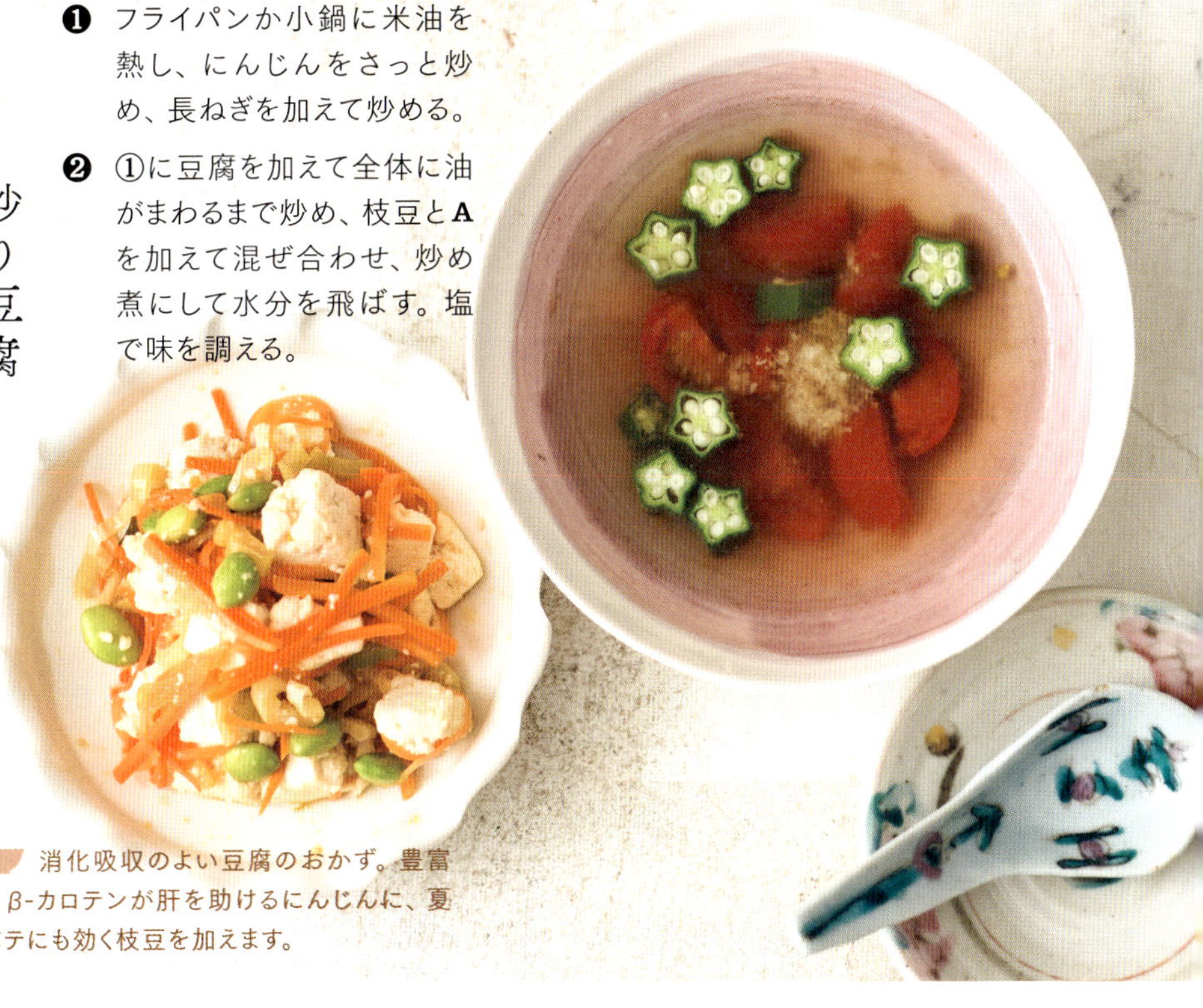

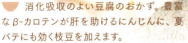

風邪に

寒さ・乾燥・暑さ・湿気。風邪の原因を食べ物で撃退

風邪とひと口にいっても、原因はいろいろ。風邪をひく季節もいろいろ。

そもそもは、免疫力の低下が大きな要因で、気が不足すると体の機能が落ち、外敵から身を守るバリア機能も低下します。この状態で、冬なら寒さによる寒邪《かんじゃ》が、秋から冬は乾いた風がもたらす燥邪《そうじゃ》、いわゆる夏風邪は暑邪《しょじゃ》や湿邪《しつじゃ》が体に入り込み、風邪という症状を引き起こします。

そこで、寒邪なら温め食材、燥邪ならうるおい食材、暑邪・湿邪ならめぐり食材やデトックス食材で、それぞれの邪気を体から追い出しましょう。また、同時に気を養う食材もしっかり補給を。

黒きくらげとブロッコリーのおむすび

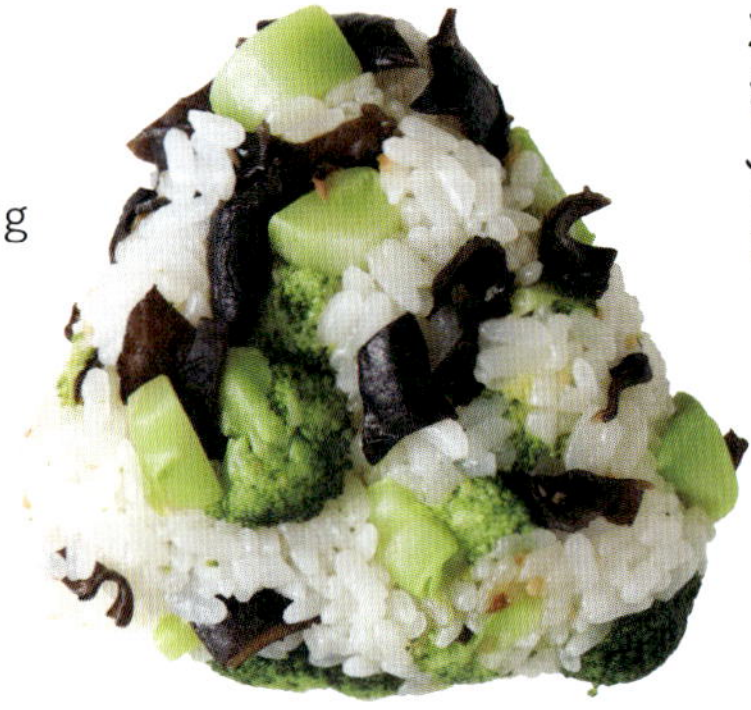

きくらげもブロッコリーも免疫力アップによい食材で、どんな風邪にも◎。

材料　2個分

- 黒きくらげ（乾燥・水でもどして粗いみじん切り）… 2g
- ブロッコリー（粗いみじん切り）… 40g
- ごはん … 茶碗軽く2杯分（240g）
- にんにく（みじん切り）… 1かけ
- 米油 … 小さじ2
- 酒 … 大さじ1/2
- 塩 … 小さじ1/4

作り方

❶ フライパンににんにくと米油を入れて熱し、水けをしっかりきった黒きくらげとブロッコリーを2分炒める。酒を加えてふたをし、30秒加熱してふたを取り、強火で水分を飛ばしながら塩を加えて混ぜる。

❷ ボウルにごはんと汁けをきった①を入れて混ぜ、手に塩酢（p.11）をつけて半量ずつおむすびにする。

ドライトマトのレモンバジルおむすび

材料　2個分

ドライトマト（ざく切り）… 20g
レモンの皮（せん切り）… 2g
バジル（粗いみじん切り）… 8g
ごはん … 茶碗軽く2杯分（240g）

作り方

❶ ボウルにすべての材料を入れて混ぜ、手に塩酢（p.11）をつけて半量ずつおむすびにする。

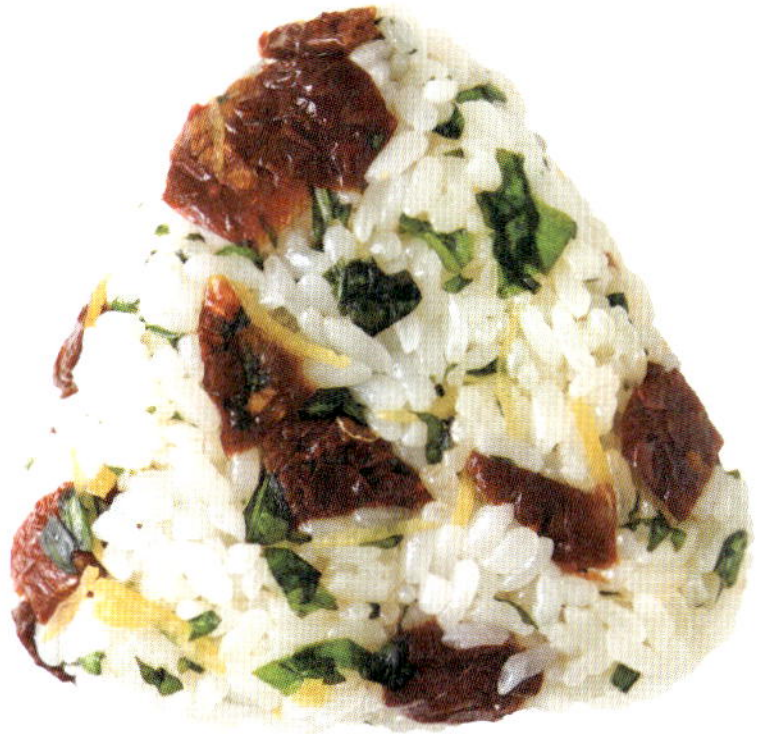

真っ赤なトマトが夏を感じさせるおむすび。暑さで体にこもった熱を、夏野菜のトマトが冷まし、レモンとバジルのさわやかな香りが気をめぐらせて湿邪も退治。ドライトマトは、塩がついているものは払って使い、レモンの皮はフレッシュな、香りの強い黄色い部分のみを使いましょう。

なつめとシナモンとしょうがの炊き込みおむすび

材料　3個分

なつめ（種を取り、1cm角に切る）… 4個
シナモン（スティック・3～4等分してお茶パックに入れる）… 1本
しょうが（せん切り）… 20g
米（といで水けをきる）… 1合
A　酒 … 大さじ1
　　きび砂糖 … 大さじ1
　　塩 … 小さじ1/5

作り方

❶ 炊飯器の内釜に米と水160㎖、**A**を入れて混ぜ、しょうがとなつめを加えて混ぜる。シナモンをのせて炊飯する。

❷ 炊き上がったら5分蒸らし、シナモンを取り出して上下を返して混ぜ、余分な水分を飛ばす。3等分し、手に塩酢（p.11）をつけておむすびにする。

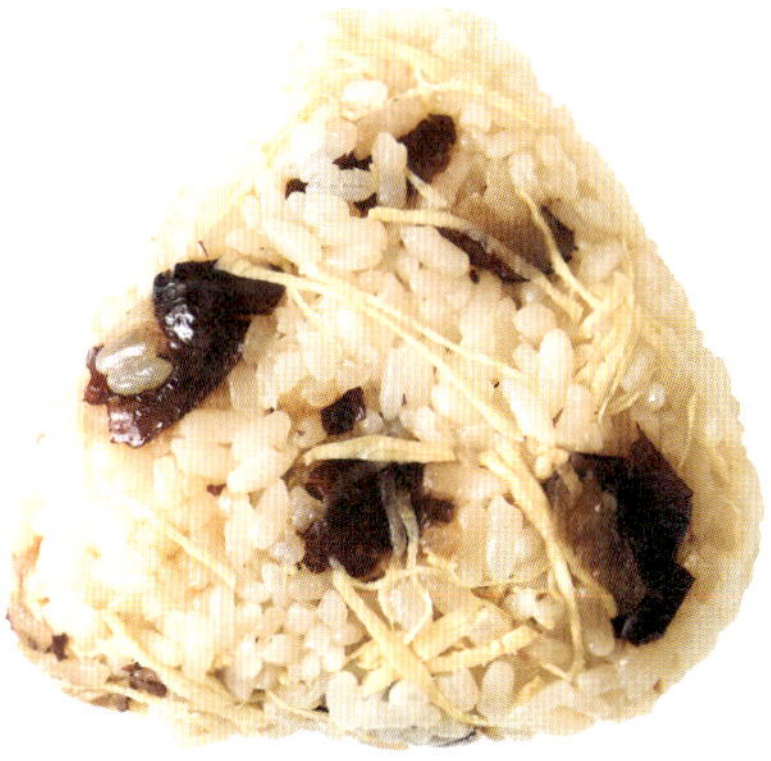

熱性のシナモン、そして炊き込むことで温め力が向上したしょうがで、胃腸の冷えを改善し、体から寒邪を追い出します。
さらに、なつめで気・血を補い、免疫力も底上げ。

咳やのどの不調に

肺を助ける白い食材で慢性の咳やのどの痛みを解消

風邪のつらい症状でもある、咳とのどの痛みには、肺やのどの乾燥をうるおす食材や、咳を引き起こす痰の排出を助ける食材の力を借りましょう。

薬膳では白い食材が肺に作用するとされ、れんこんやぎんなん、白ごまはその代表格。民間療法でも、れんこんの皮をすりおろしたものが、のどの痛みに使われてきました。

痰がからむ咳には、体の熱を取って、不要なものの排出を促す昆布やあさりが有効です。さらに、めぐりを促進する辛味や香りの食材もプラスすれば、スムーズな排出をサポートしてくれるはず。

れんこんとチーズのおむすび

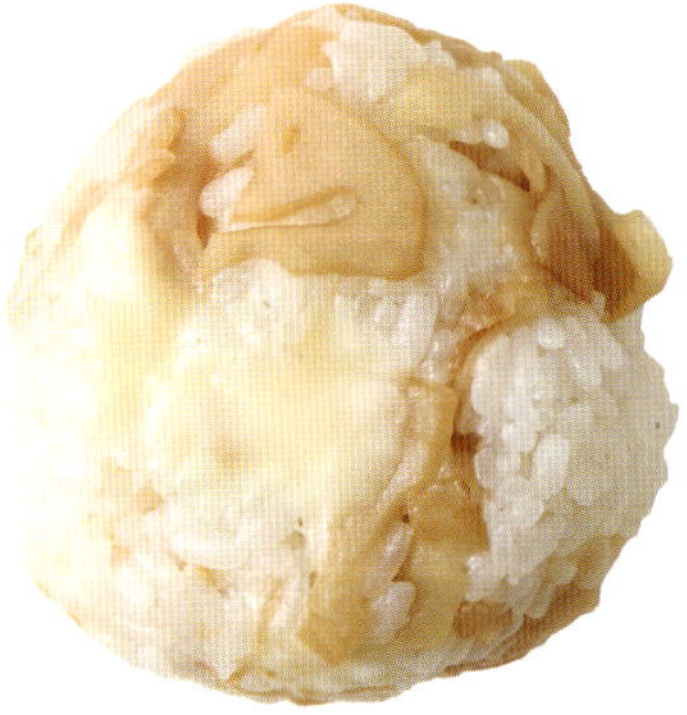

体をうるおすれんこんとチーズ。れんこんは体の熱を取ってくれるので、のどの炎症にも有効です。

材料 2個分

れんこん（1cm大のいちょう切りにして酢水にさらす）… 60g
チーズ（1cm角に切る）… 20g
ごはん … 茶碗軽く2杯分（240g）
米油 … 小さじ1
酒 … 大さじ1/2
塩 … 少々
しょうゆ … 小さじ1

作り方

❶ フライパンに米油を熱して水けをきったれんこんを炒め、油がまわったら酒をふり、ふたをして30秒加熱する。ふたを取り、塩、しょうゆを加えて全体を混ぜ、水分を飛ばすように炒める。

❷ ボウルにごはんと汁けをきった①、チーズを入れて混ぜ、手に塩酢（p.11）をつけて半量ずつおむすびにする。

ぎんなんと塩昆布の玄米おむすび

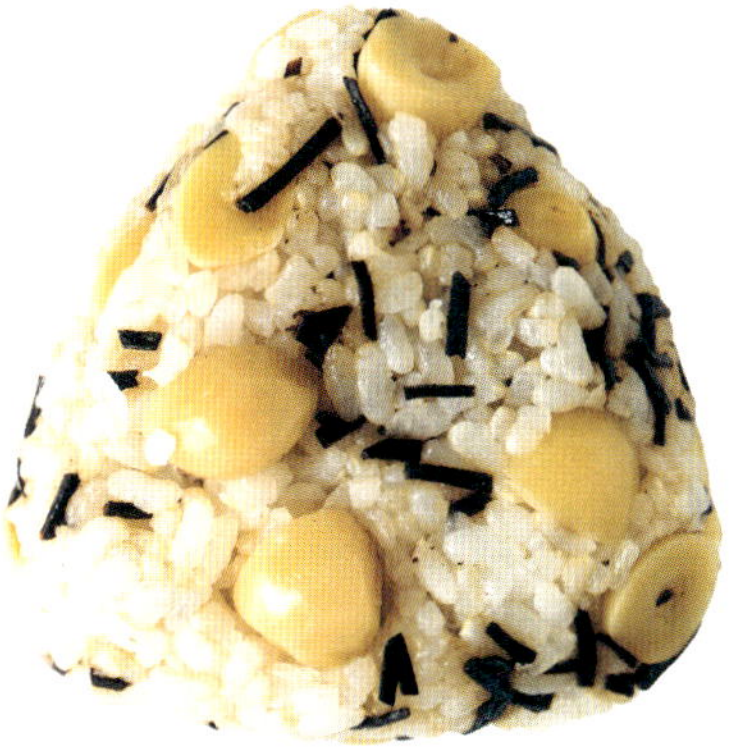

材料　2個分

ぎんなん（ゆでて薄皮をむき、半分に切る）
…14個
刻み塩昆布（余分な塩をはたく）…10g
玄米ごはん（p.47）
…茶碗軽く2杯分（240g）

作り方

❶ ボウルにすべての材料を入れて混ぜ、手に塩酢（p.11）をつけて半量ずつおむすびにする。

ぎんなんは肺をうるおして、咳や痰の改善にはたらきます。

昆布には余分なものを排出する力があり、咳を引き起こす痰を出しやすくしてくれます。

薬膳では腸と肺は密接な関係ですが、玄米は腸内環境を整えることで腸から肺の機能を高めます。

あさりと高菜と白ごまの炊き込みおむすび

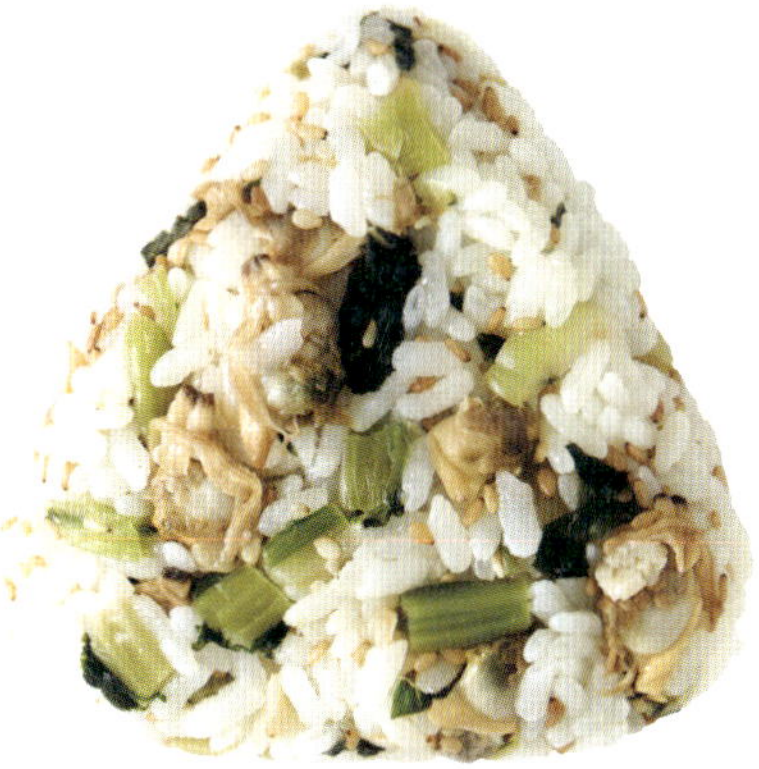

材料　3個分

あさり水煮缶（汁と身を分け、汁は取っておく）
…1缶（60g）
高菜の漬け物（刻んだもの）…大さじ3
白炒りごま…大さじ1
米（といで水けをきる）…1合
酒…大さじ1/2
塩…小さじ1/6

作り方

❶ 炊飯器の内釜に米を入れ、あさりの缶汁と合わせて170mlにした水を加えて混ぜる。酒と塩を加えて混ぜ、あさりの身をのせて炊飯する。

❷ 炊き上がったら5分蒸らし、高菜と白ごまを加えて混ぜる。3等分し、手に塩酢（p.11）をつけておむすびにする。

体のほてりを取るあさりには、痰がからむ咳をしずめる効果があります。

肺にはたらく白食材の白ごまも体の熱を取ってうるおい補給に役立つ食材。

高菜のピリッとした辛味は気をめぐらし、痰の排出を助けます。

免疫力アップに

脾・胃の気が充実すると体のバリア機能も高まる

薬膳では、エネルギーのもととなる気の充実が免疫力に大きくかかわります。とりわけ、脾・胃の気が重要です。脾・胃を助け、気を補う力の強い食材を積極的にとりましょう。さんまやいわしなどの青魚、鮭、鯛、ぶりなどの魚介類や、豚肉をはじめとする肉類がおすすめです。

また、気力の低下は腎のはたらきの弱りも関係するため、腎を助けるうずらの卵や黒きくらげも取り入れるとなおよし。

おむすびのベースとなる米も気の補給には欠かせませんが、玄米や胚芽米にすることでビタミン、ミネラルといった栄養素もしっかり摂取することができます。

エリンギと豚みそそぼろのおむすび

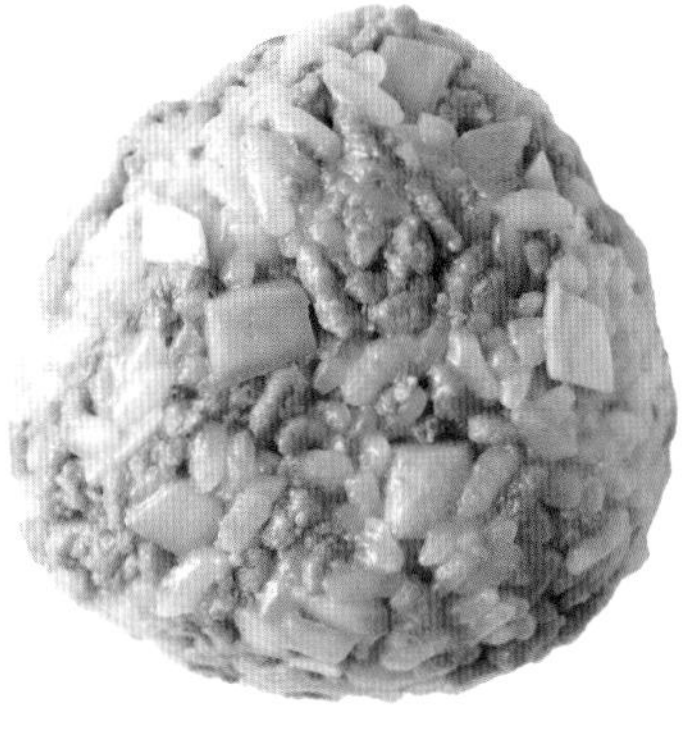

ビタミン豊富なエリンギと豚肉で疲労を回復、免疫力もアップ。

材料 2個分

エリンギ（粗いみじん切り）… 大1本
豚ひき肉（赤身・酒大さじ2をふってほぐし、なじませる）… 80g
ごはん … 茶碗軽く2杯分（240g）
にんにくオイル … 小さじ1
酒、みそ … 各大さじ1

作り方

❶ フライパンににんにくオイルを熱し、エリンギを炒める。しんなりしたら、豚ひき肉を加え、菜箸で混ぜながらパラパラになるまで炒める。肉の色が変わったら酒をふり、ふたをして30秒加熱する。みそを煮汁に溶き入れ、全体に混ぜて水分がほぼなくなるまで炒める。

❷ ボウルにごはんと汁けをきった①を入れて混ぜ、手に塩酢（p.11）をつけて半量ずつおむすびにする。

［にんにくオイルの作り方］

みじん切りにしたにんにくを、同量のオリーブオイルまたは米油に漬ける。

さんまとしょうがとすだちの胚芽米炊き込みおむすび

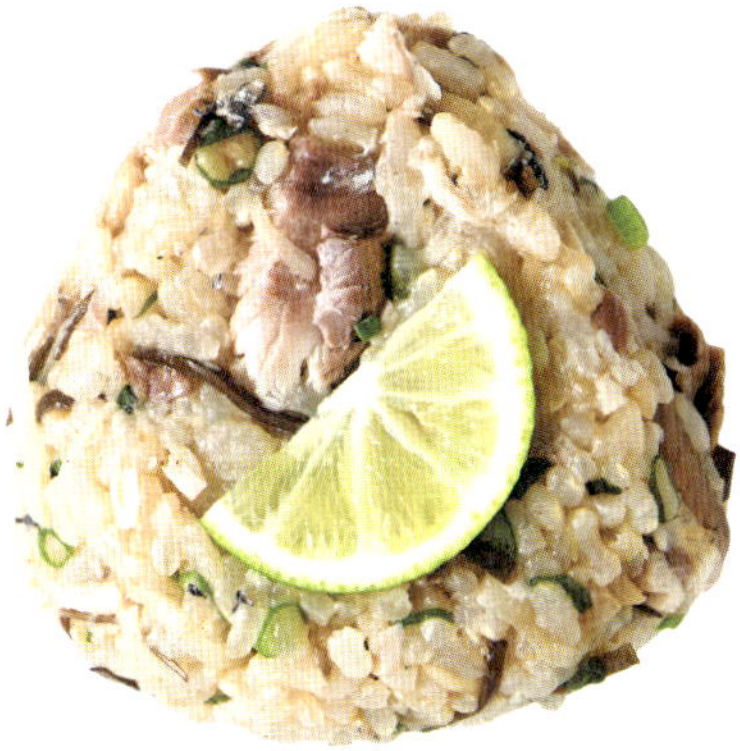

材料　6個分

さんま（三枚おろし・両面に酒大さじ2をふり、15分おいて、水けをふく）… 2尾
しょうが（せん切り）… 40g
すだち（1個は半分に切る、スライスは半分に切る）… 1個とスライス3枚
胚芽米（といで30分浸水させ、水けをきる）… 2合
酒、しょうゆ … 各大さじ1
昆布 … 4cm四方
細ねぎ（小口切り）… 8本

気・血を補うさんまを、たっぷりのしょうがと一緒に胚芽米の炊き込みごはんに。しょうがの辛味とすだちのさわやかな香りが気をめぐらせてくれます。

作り方

❶ 炊飯器の内釜に胚芽米と水470mℓ、酒、しょうゆを入れて混ぜ、昆布をのせ、さらにさんまをのせ、しょうがを全体に散らして炊飯する。

❷ 炊き上がったら5分蒸らし、さんまと昆布を取り出す。さんまは身をほぐしてすだちの果汁をしぼり、昆布は細切りにし、細ねぎと一緒に内釜に戻して混ぜる。6等分し、手に塩酢（p.11）をつけておむすびにして、半月切りのすだちを飾る。

うずら卵と黒きくらげの玄米おむすび

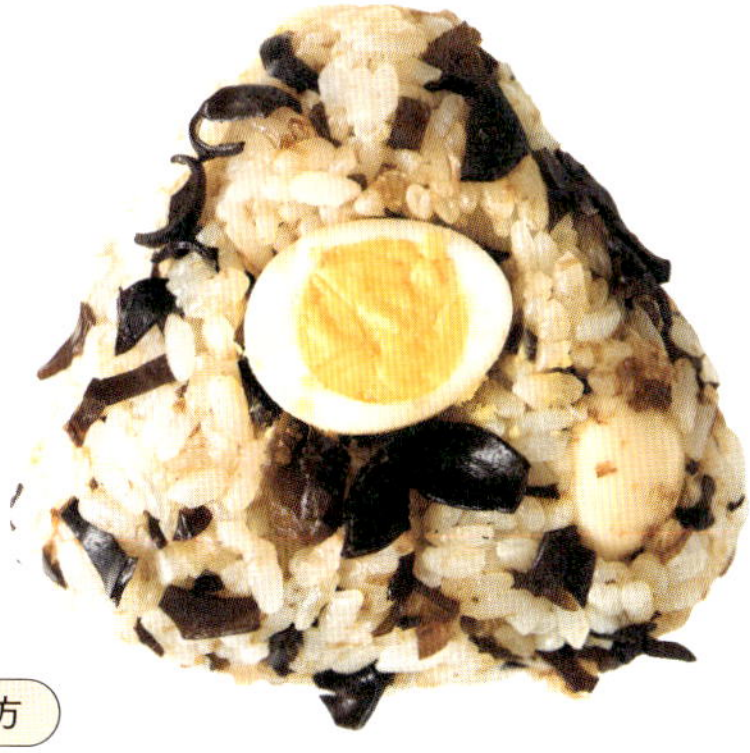

材料　2個分

うずら卵（水煮・水けをきり、1個は縦半分に切り、3個は粗く刻む）… 4個
黒きくらげ（乾燥・水でもどして粗く刻む）… 1g
玄米ごはん（p.47）… 茶碗軽く2杯分（240g）
かつお節（炒って、手でもんで細かくする）… 1パック（1.5g）
米油 … 小さじ1
酒、しょうゆ … 各小さじ1

うずら卵と黒きくらげは、脾・胃とともに重要な腎の気を高めるコンビ。うずら卵は鶏卵よりも1g当たりのたんぱく質が多く、玄米のビタミンも加わって、栄養価の高いおむすびに。

作り方

❶ フライパンに米油を熱し、水けをきった黒きくらげをさっと炒める。

❷ ボウルにかつお節と酒、しょうゆを入れてよく混ぜる。玄米ごはんと刻んだうずら卵、①を加えて混ぜ、手に塩酢（p.11）をつけて半量ずつおむすびにし、半分に切ったうずら卵をのせる。

むくみに

水分代謝にかかわる脾と腎を助ける食材を

中医学では血を除く体内の水分を津液《しんえき》といいますが、津液が滞っている状態がむくみ。利尿作用を高めて水分代謝を助ける食材を選ぶのが第一です。

水分排出にすぐれたものといえば、はと麦、小豆、粟、豆類など。日本では、古くから毎月1日と15日に赤飯や小豆がゆを炊く習慣がありましたが、これは湿気が多い気候ゆえの昔の人の知恵だったのかもしれません。

また、むくみ対策には、水分代謝を担う脾と腎を助けることも重要。さらに、水分は冷えのもととなるため、むくみのある人は、体を温めることもお忘れなく。

枝豆と塩昆布のおむすび

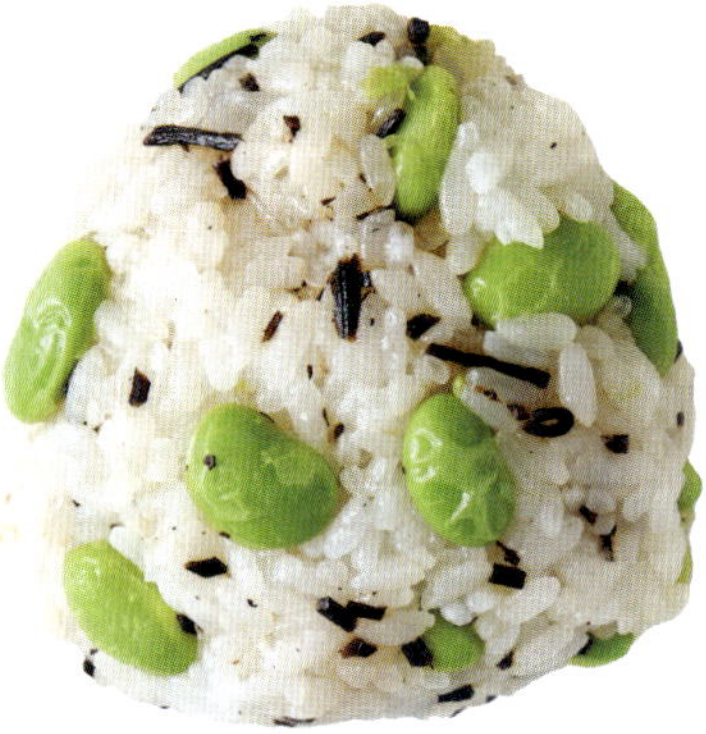

枝豆と昆布は、どちらも水分排出にすぐれた食材。
さらに、枝豆は脾のはたらきを助け、昆布は腎に作用します。脾と腎両方からむくみ対策にアプローチできるおむすびです。

材料 2個分

枝豆（ゆでたもの、または冷凍）… 40g（正味）
刻み塩昆布（余分な塩をはたく）… 20g
ごはん … 茶碗軽く2杯分（240g）

作り方

❶ ボウルにすべての材料を入れて混ぜ、手に塩酢（p.11）をつけて半量ずつおむすびにする。

小豆と粟の炊き込みおむすび

材料　6個分

小豆（洗って水けをきり、保温ジャーに熱湯1カップと一緒に入れて30～60分おく）… 大さじ4

粟（といで30分浸水させ、茶こしで水けをきる）… 1/2合

米（といで水けをきる）… 1と1/2合

酒 … 大さじ2

塩 … 小さじ1/2

作り方

❶ 小鍋に小豆をもどし汁ごと入れて、やわらかくなるまで煮る。水分が足りないときは途中でお湯を足す。

❷ 炊飯器の内釜に、米と粟、小豆のゆで汁180㎖（足りなければ水を足す）、水190㎖、酒、塩を入れてよく混ぜ、小豆も加えて混ぜ、炊飯する。

❸ 炊き上がったら5分蒸らし、上下を返して混ぜ、余分な水分を飛ばす。6等分し、手に塩酢（p.11）をつけておむすびにする。

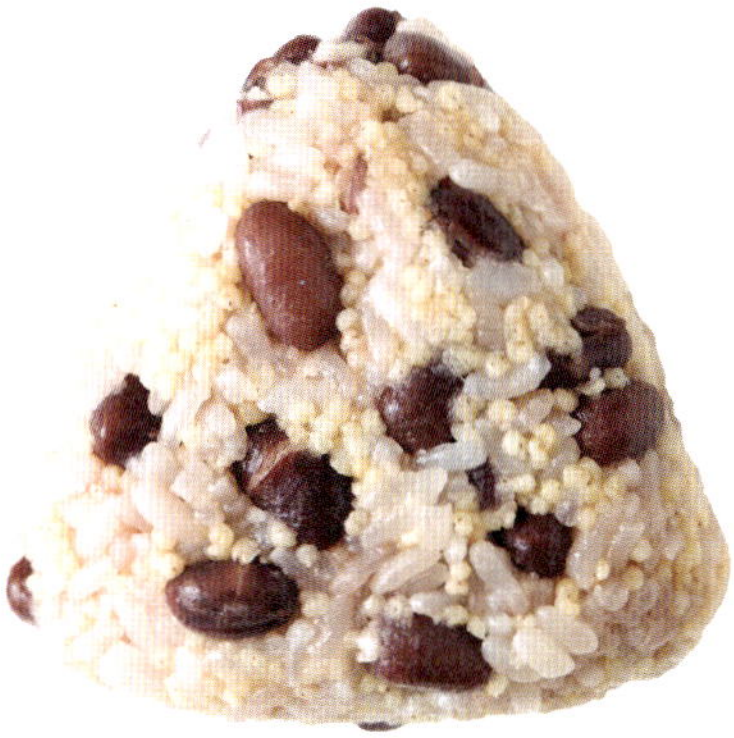

小豆と粟で強力にむくみを改善。小豆は塩を加えると効果がアップ。

あさりとねぎのはと麦炊き込みおむすび

材料　3個分

あさり水煮缶（汁と身を分け、汁は取っておく）… 60g（正味）

細ねぎ（小口切り）… 5本

はと麦（よく洗って水けをきり、保温ジャーにたっぷりの熱湯と一緒に入れて30分おき、水けをきる）… 1/4合

米（といで水けをきる）… 3/4合

酒 … 大さじ1

塩 … 小さじ1/4

作り方

❶ 炊飯器の内釜にはと麦と米を入れて混ぜ、あさりの缶汁と合わせて190㎖にした水、酒、塩を加えて混ぜ、あさりをのせて炊飯する。

❷ 炊き上がったら5分蒸らし、上下を返して混ぜ、余分な水分を飛ばす。細ねぎを加えて混ぜて3等分し、手に塩酢（p.11）をつけておむすびにする。

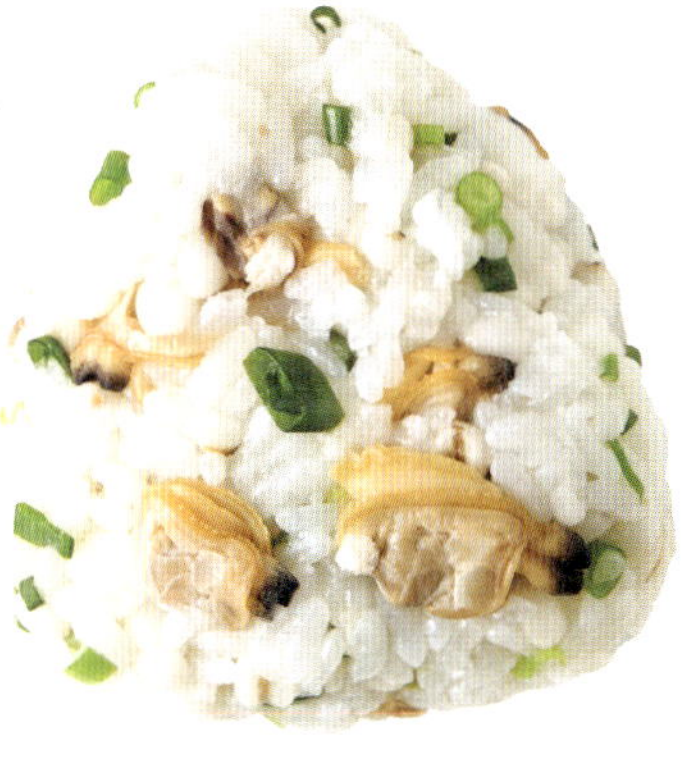

むくみの特効薬のはと麦は、脾を助け、水分と一緒に体内の不要なものを排出してくれます。
あさりも水分代謝を高め、ねぎの辛味がめぐりをよくして、水の流れを促します。

骨粗しょう症予防に

骨の弱りは老化のはじまり。生命力のもと、腎の気を養って

骨がもろくなる骨粗しょう症は、中医学では腎の衰えが原因といわれています。腎は生命力をつかさどる臓で、腎の衰えは老化を意味します。加齢とともに骨が弱くなるのは、このためなのです。

骨を強くするには、腎の気を養う黒い食材や、成長のためのエネルギーや栄養が詰まった卵類、滋養強壮にすぐれたえびなどを具材に取り入れましょう。

栄養面では、カルシウムが重要。また、カルシウムの吸収を助けるビタミンDも必要です。ビタミンDは太陽の光にあたることで体内でも生成されますが、天日干しした食品にも含まれます。

たらことわかめのおむすび

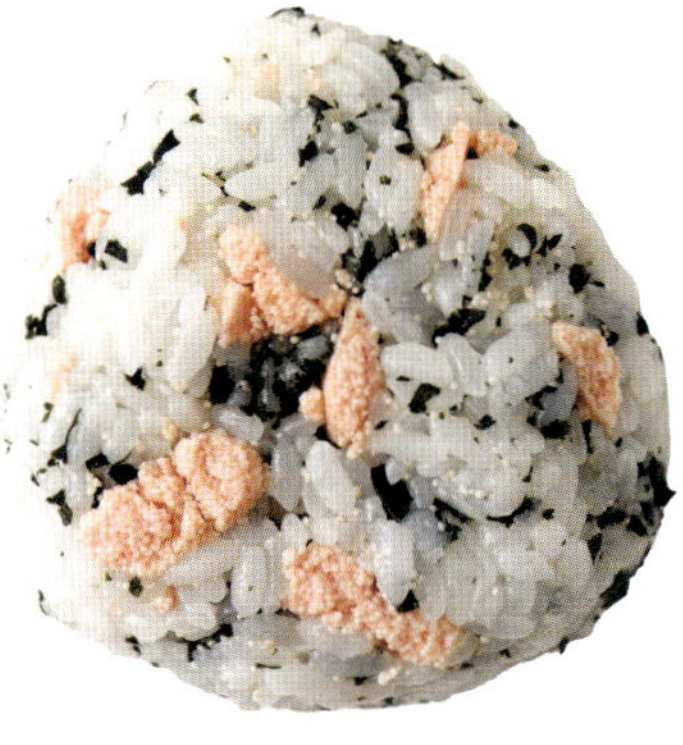

たらの卵であるたらこ、黒食材のひとつのわかめは、どちらも腎の気を補い、はたらきを高める食材。また、たらこにはビタミンD、わかめにはカルシウムが豊富で、栄養学的にも骨によい組み合わせ。

材料 2個分

たらこ（無着色のもの）… 小1/2腹
わかめふりかけ（市販品）… 大さじ1
ごはん … 茶碗軽く2杯分（240g）
酒 … 大さじ1

作り方

❶ たらこは酒をふってフライパンで蒸し焼きにしてほぐす。

❷ ボウルにごはんと①、わかめふりかけを入れて混ぜ、手に塩酢（p.11）をつけて半量ずつおむすびにする。

焼きしいたけと粉チーズのおむすび

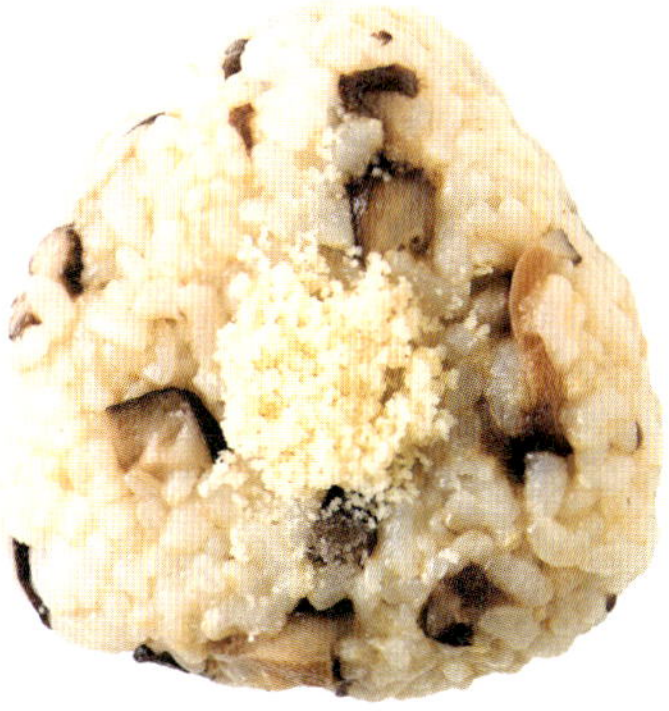

カルシウム豊富なチーズと、ビタミンDたっぷりのしいたけのコンビ。しいたけは生を使っていますが、使う前に天日に干せば、ビタミンDが増え、効能もアップします。

材料　2個分

生しいたけ（軸を取る）… 大3枚
粉チーズ … 大さじ2
ごはん … 茶碗軽く2杯分（240g）
酒、しょうゆ … 各大さじ1/2

作り方

❶ しいたけは焼き網で両面に焼き色がつくまで香ばしく焼き、すぐに酒としょうゆを合わせたものに5分浸す。汁けをきって薄切りにし、8㎜角に切る。

❷ ボウルにごはんと①、粉チーズを入れて混ぜ、手に塩酢（p.11）をつけて半量ずつおむすびにする。粉チーズ適量（分量外）をのせる。

桜えびと舞茸の炊き込みおむすび

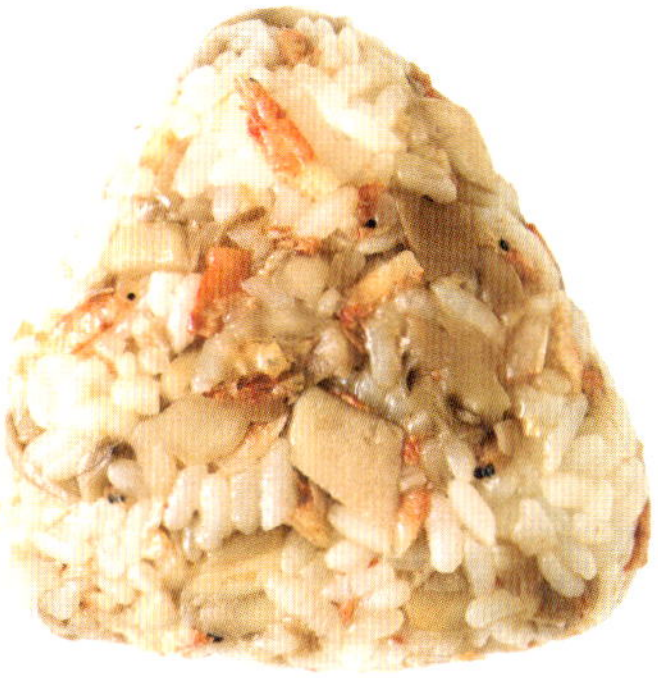

腎の気を養うえびは精力増進にはたらく、生命力にあふれた食材です。殻の効能も高く、カルシウムも摂取できるため、殻ごといただく桜えびはおすすめ。ビタミンD豊富な舞茸との相乗効果も抜群です。

材料　6個分

桜えび（酒大さじ1をふる）… 大さじ4
舞茸（粗く刻む）… 1パック（100g）
米（といで水けをきる）… 2合
米油 … 小さじ2
しょうゆ … 小さじ1
酒 … 大さじ2
塩 … 小さじ1/2

作り方

❶ フライパンに米油を熱し、舞茸をしんなりするまで炒め、しょうゆを加えて混ぜる。

❷ 炊飯器の内釜に米と水320㎖、酒、塩を入れて混ぜ、桜えびを汁ごと①を加えて軽く混ぜて炊飯する。

❸ 炊き上がったら5分蒸らし、上下を返して混ぜ、余分な水分を飛ばす。6等分し、手に塩酢（p.11）をつけておむすびにする。

美肌づくりに

肺と大腸を元気に保ち
細胞をつくる血の充実を

便秘があると肌が荒れることはよく知られています。薬膳では、大腸と肺は連携してはたらくとされ、密接な関係にありますから、肌荒れと便秘の関係にも合点がいきます。

美肌づくりには、この肺と大腸を養う食材を取り入れることが第一歩。肺も大腸も乾燥が苦手なため、体をうるおすものを積極的にとりましょう。

また、肌の細胞を養う血の充実も大事。血は食べ物からつくられるので、消化吸収を担う脾・胃を活発にするもの、また血をきれいにして全身へ送り届ける肝を助けるものもしっかり補給。

ツナキムチの胚芽米おむすび

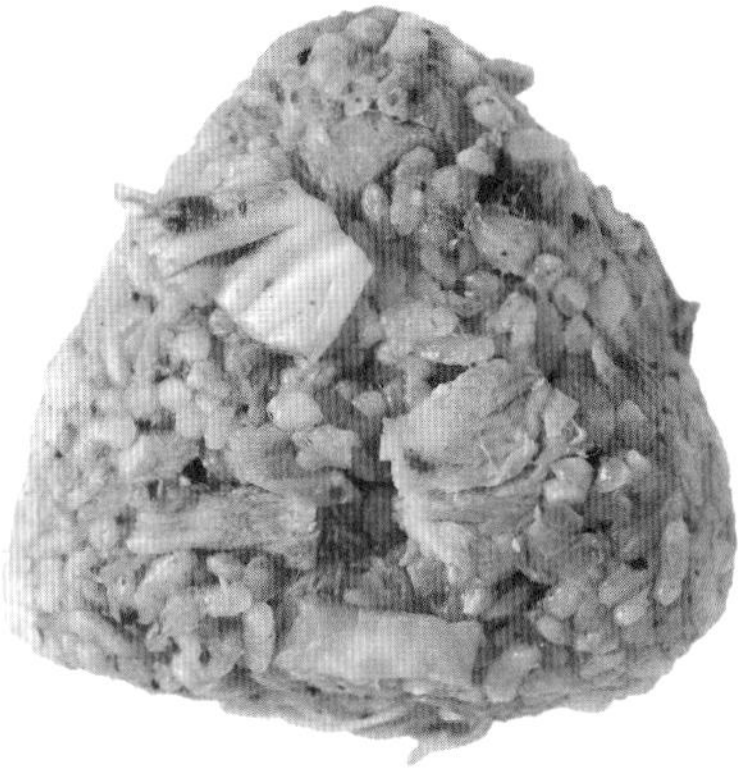

赤身のまぐろは気・血を補い、肝はもちろん、アンチエイジングに重要な腎も養います。
発酵食品のキムチは整腸作用にすぐれ、唐辛子の辛味が気をめぐらせて便秘解消にも効果を発揮。
また、ビタミン豊富な胚芽米で栄養面もしっかりカバー。

材料 2個分

ツナ水煮缶（汁けをきる）… 1缶（70g）
キムチ（汁けをきって刻む）… 40g
胚芽米ごはん（p.46）
… 茶碗軽く2杯分（240g）

作り方

❶ ボウルにすべての材料を入れて混ぜ、手に塩酢（p.11）をつけて半量ずつおむすびにする。

牛こまとセロリの胚芽米おむすび

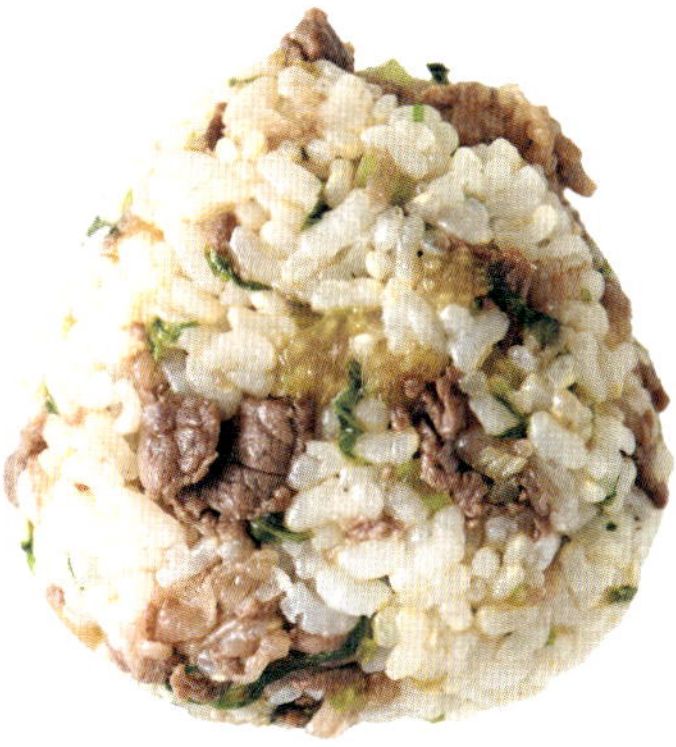

材料　2個分

牛こま切れ肉（赤身・2cm幅に切り、酒大さじ1をふってほぐす）… 100g
セロリの葉（粗く刻む）… 100g
胚芽米ごはん（p.46）… 茶碗軽く2杯分（240g）
米油 … 大さじ1/2
A 酒 … 大さじ1/2
しょうゆ … 大さじ1
きび砂糖 … 大さじ1/2

血を養う牛肉と、さわやかな香りがめぐりを促すセロリの取り合わせで、新鮮な血を全身にくまなく届け、血色のいい肌づくりに役立ちます。

作り方

❶ フライパンに米油と牛肉を入れて全体に油をからめ、火にかけて炒める。肉の色が変わったらセロリの葉を加えて炒め、**A**を加えて全体になじむようにからめて炒める。

❷ ボウルに胚芽米ごはんと汁けをきった①を入れて混ぜ、手に塩酢（p.11）をつけて半量ずつおむすびにする。

たことねぎとアーモンドのおむすび

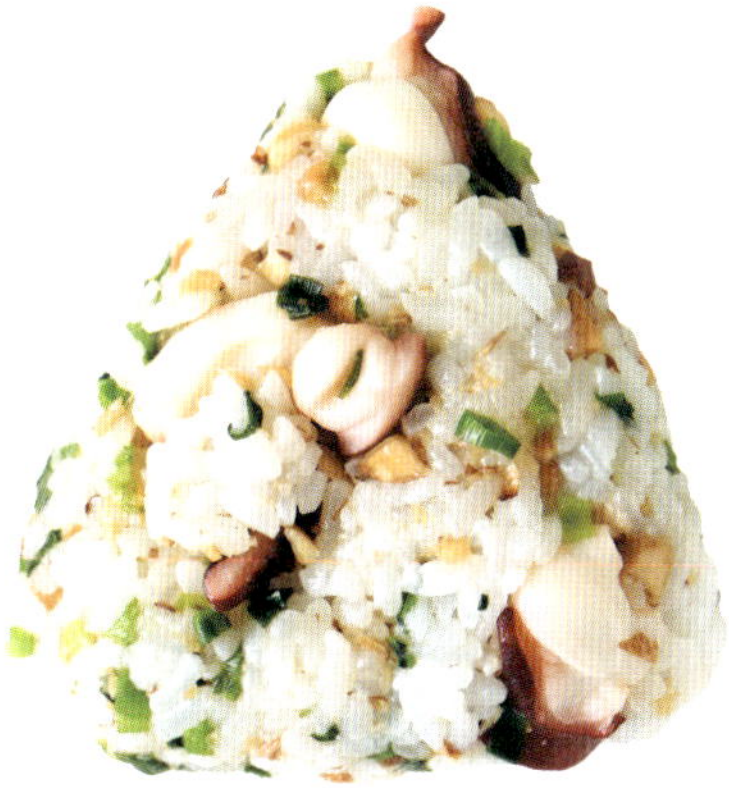

材料　2個分

たこ（8mm角に切る）… 80g
細ねぎ（小口切り）… 2本
アーモンド（粗いみじん切り）… 20g
ごはん … 茶碗軽く2杯分（240g）
米油 … 小さじ1
酒 … 小さじ2
しょうゆ … 小さじ2

作り方

❶ フライパンに米油を熱し、たこと細ねぎを炒める。全体に油がまわったら酒としょうゆを加えて全体にからめ、火を止める。

❷ ボウルにごはんと汁けをきった①、アーモンドを入れて混ぜ、手に塩酢（p.11）をつけて半量ずつおむすびにする。

生理不順にも有効なたこは造血力にすぐれた食材。アーモンドは、肝臓を活性化させ、さらに抗酸化作用も強く、肌の老化防止やダメージの回復に有効です。
一見、意外な組み合わせですが、効能も味わいも好相性。食感も楽しい美肌おむすびです。

うなぎと青じその胚芽米おむすび

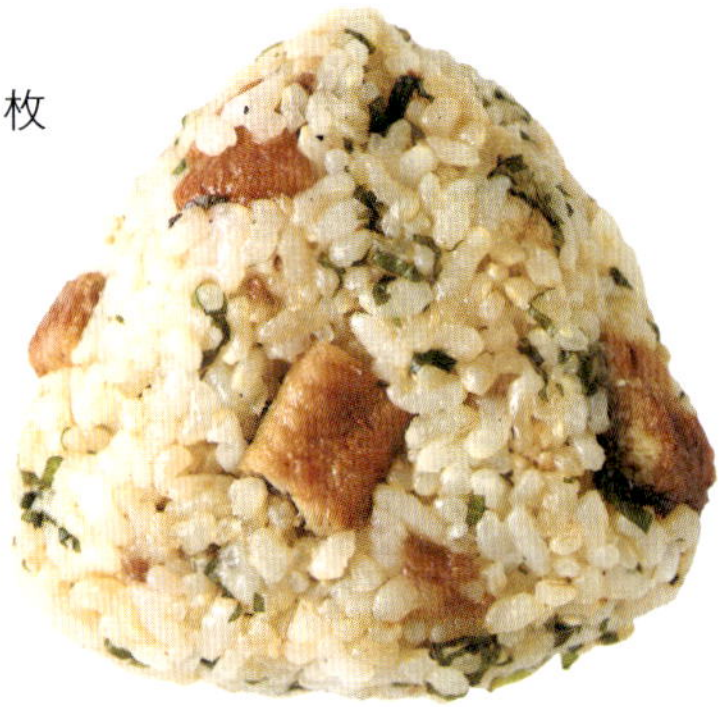

材料　2個分

うなぎ蒲焼き … 1/2枚
青じそ（せん切りにして水にさらし、水けをしぼる）… 5枚
胚芽米ごはん（p.46）
　… 茶碗軽く2杯分（240g）
酒 … 大さじ1/2
うなぎのたれ … 適量

作り方

❶ うなぎは酒をふって電子レンジで1分加熱し、1㎝四方に切り、たれをからませる。

❷ ボウルに胚芽米ごはんと①、青じそをほぐしながら入れて混ぜ、手に塩酢（p.11）をつけて半量ずつおむすびにする。

血と気を補ううなぎは、肝と腎を助ける滋養食材です。皮膚粘膜を強化するビタミンAが豊富。肌の新陳代謝にかかわるビタミンB群もたっぷりで、まさに栄養の宝庫。

うなぎで補った気・血は青じその香りでめぐらせましょう。

焼きさばとらっきょうのおむすび

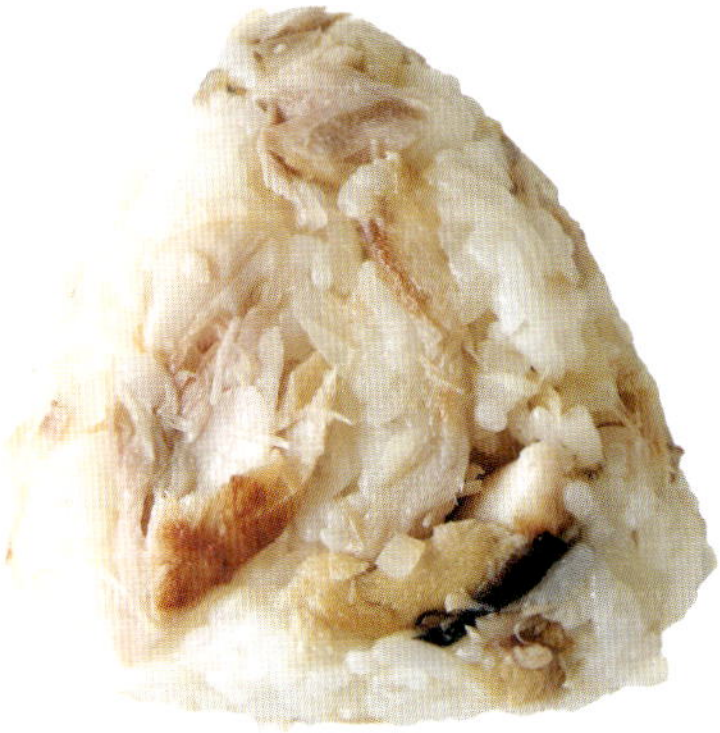

材料　2個分

さば（表面を洗って水けをふく）… 1切れ（80g）
らっきょう甘酢漬け（粗いみじん切り）… 40g
ごはん … 茶碗軽く2杯分（240g）
酒 … 大さじ1

作り方

❶ さばはフライパンに入れて酒をふり、ふたをして蒸し焼きにし、骨と皮を取り除いてほぐす。

❷ ボウルにごはんと①、らっきょうを入れて混ぜ、手に塩酢（p.11）をつけて半量ずつおむすびにする。

肌色を悪くする原因のひとつに、血流の滞りである瘀血があります。血のめぐりを促進するには、豊富なDHAとEPAで血液サラサラ効果抜群の青魚と、香りのらっきょうを。らっきょうにも血液サラサラ効果があり、酸味は味のアクセントになります。

おすすめおかずと汁物

青梗菜《チンゲンサイ》と舞茸の吸い物

材料　2人分

青梗菜（1枚ずつに分け、
葉と軸に切り分ける）… 小１株
舞茸（小さめのざく切り）… 30g
鶏ガラスープの素 … 小さじ1
酒 … 大さじ1/2
塩 … 少々

貧血予防にもよい青梗菜が血行を促進。腸内環境を整える舞茸とのコンビで美しい肌色に。

作り方

❶ 青梗菜の葉は1cm幅、軸は7mm幅の斜め切りにする。

❷ 鍋に水2カップを沸かし、鶏ガラスープの素と酒を加えて混ぜ、青梗菜の軸と舞茸を加えて煮る。青梗菜の軸に火が通ったら、青梗菜の葉を加え、ひと煮立ちさせ、塩で味を調える。

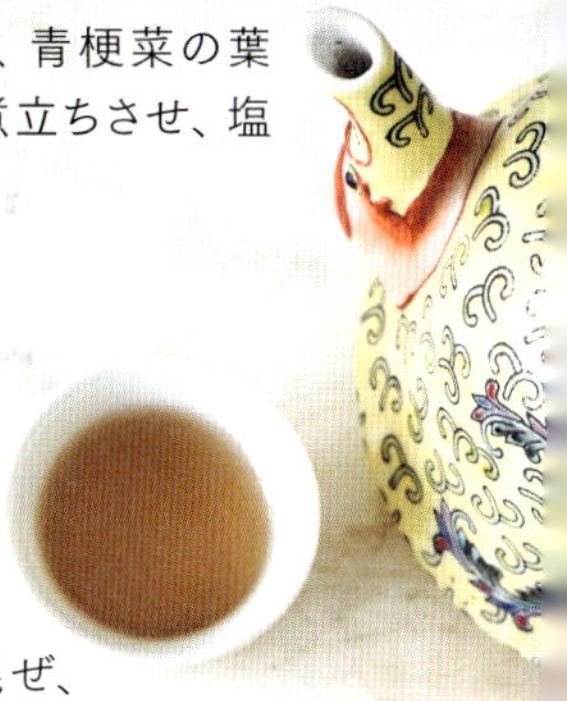

長いもと菊花のあえ物

材料　2人分

長いも（酢水にさらしてから
薄い半月切り）… 60g
菊花（乾燥・洗ってからゆで、
冷水に取って水けをしぼる）… 3輪
A
はちみつ … 大さじ1/2
湯 … 大さじ1/2
塩 … 小さじ1/2
酢 … 大さじ1

作り方

❶ ボウルに**A**を入れてよく混ぜ、長いもを加えてあえる。

❷ 菊花の花びらを摘んでほぐしながら①に加え、混ぜる。

長いものねばねば成分が肌粘膜を守ります。菊花は肺の機能を高め、血流促進に高い効能を発揮します。

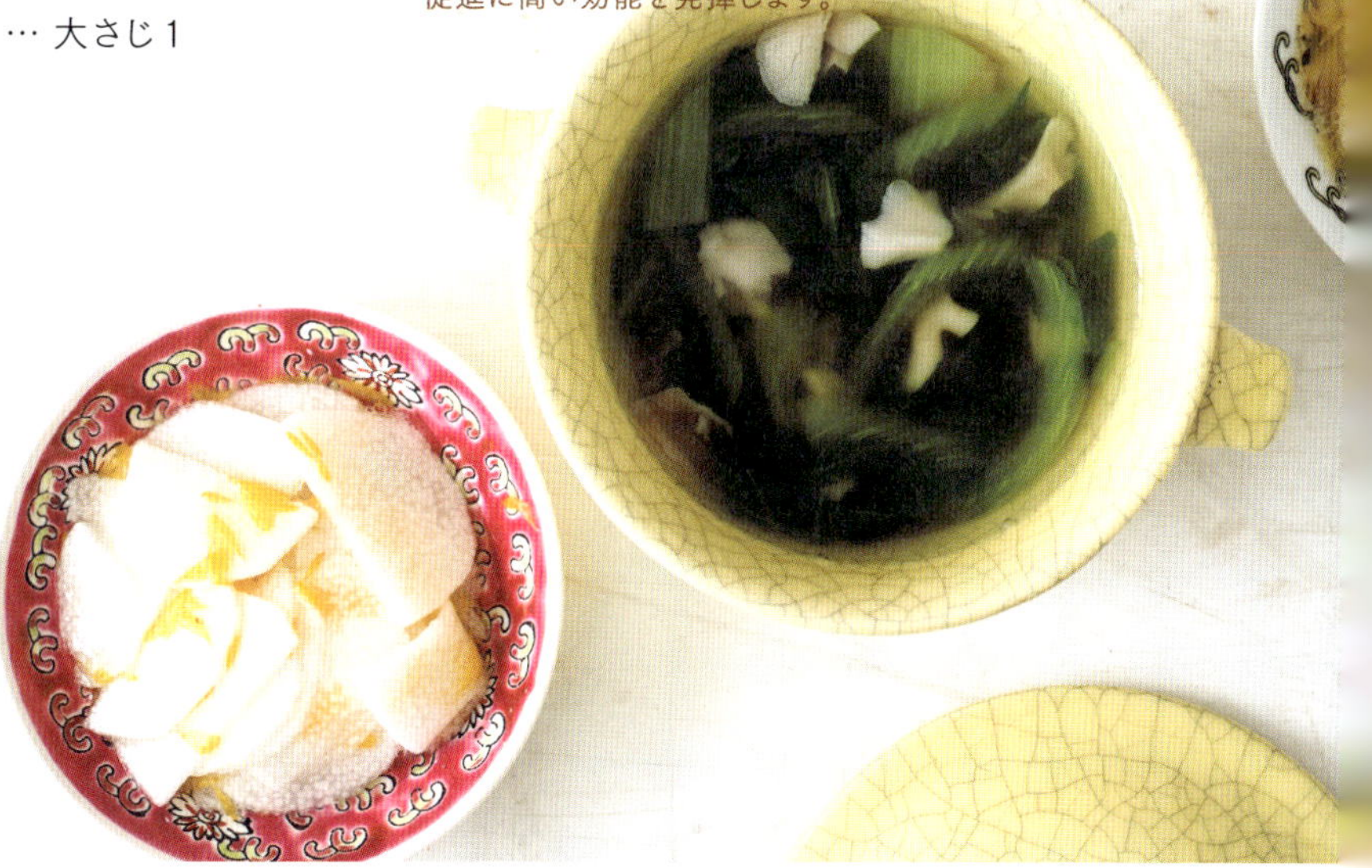

ダイエットに

しっかり食べてしっかり出す。脾・胃と腸内環境がカギ

ダイエットというと、何かを控えたり、食べる量を減らしたりすることばかり考えていませんか？

薬膳でのダイエットとは、しっかり食べ、しっかり出す、この体のしくみを整えることに尽きます。バランスよく食べ、食べたものをしっかり消化吸収し、余分なものは詰まることなく排出させます。

そのためにも、消化吸収を担う脾・胃を活性化させ、腸内環境を整備することが大事です。

おむすびを活用して、脾・胃の元気のもとである米をベースにした食生活にし、食物繊維で腸の滞りを解消しましょう。

ひじきとこんにゃくの大麦おむすび

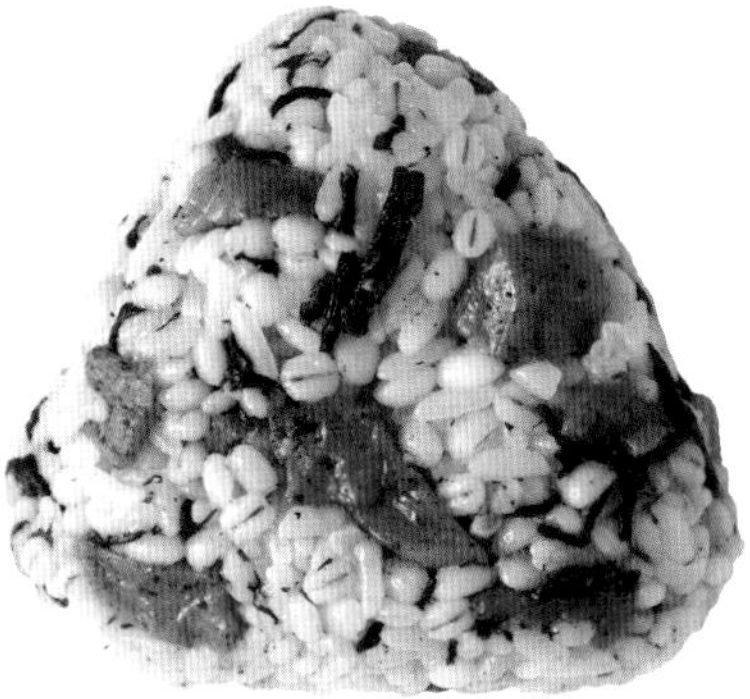

水溶性食物繊維が豊富な丸麦（大麦）を使ったごはんをベースに、不溶性食物繊維が豊富なこんにゃく、2つの食物繊維を含むひじきをプラス。油で炒めることで、腸のすべりもよくなって、便通改善力がアップします。

材料 2個分

芽ひじき（乾燥・水でもどす）… 3g

こんにゃく（1cm長さの薄い短冊切りにし、ゆでて水けをきる）… 1/3枚（70g）

大麦ごはん（丸麦・p.49）… 茶碗軽く2杯分（240g）

米油 … 小さじ1

みそ（酒大さじ1で溶く）… 大さじ1

作り方

❶ フライパンに米油を熱し、水けをきったひじきとこんにゃくを炒める。全体に油がまわったら、みそを加えて混ぜ、水分がほぼなくなるまで炒める。

❷ ボウルに大麦ごはんと汁けをきった①を入れて混ぜ、手に塩酢（p.11）をつけて半量ずつおむすびにする。

大豆もやしとコチュジャンの玄米おむすび

材料 2個分

大豆もやし（根を取り除く）… 1/2袋（100g）
玄米ごはん（p.47）… 茶碗軽く2杯分（240g）
A コチュジャン … 大さじ1
　しょうゆ … 小さじ1
　ごま油 … 小さじ1/2
かつお節（炒って、手でもんで細かくする）
　… 大さじ2

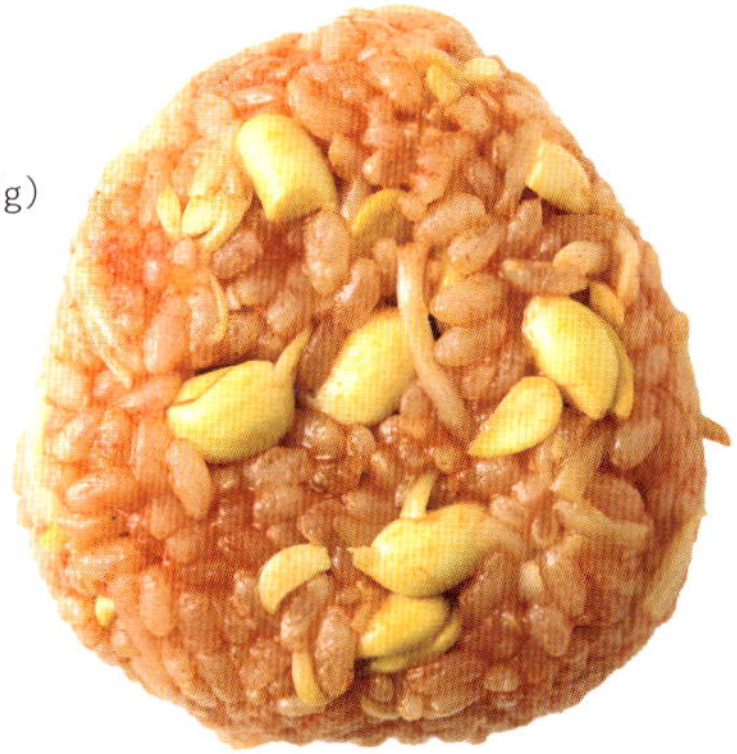

作り方

❶ 大豆もやしは豆に火が通るまでゆでて水けをきり、2〜3cm長さに切る。ペーパータオルでしっかり水けをしぼる。

❷ ボウルにAを入れて混ぜ、①を加えてあえ、かつお節を加えて混ぜる。

❸ ②に玄米ごはんを加えて混ぜ、手に塩酢（p.11）をつけて半量ずつおむすびにする。

食物繊維たっぷりの玄米に、コチュジャンの辛味でめぐりを整え、腸の詰まりを改善します。たんぱく質豊富な大豆もやしとかつお節で栄養バランスもバッチリです。

ごぼうと枝豆の玄米おむすび

材料 2個分

ごぼう（粗いみじん切りにし、酢水にさらす）
　… 40g
枝豆（ゆでたもの、または冷凍）… 40g（正味）
玄米ごはん（p.47）
　… 茶碗軽く2杯分（240g）
米油、酒、しょうゆ … 各小さじ1

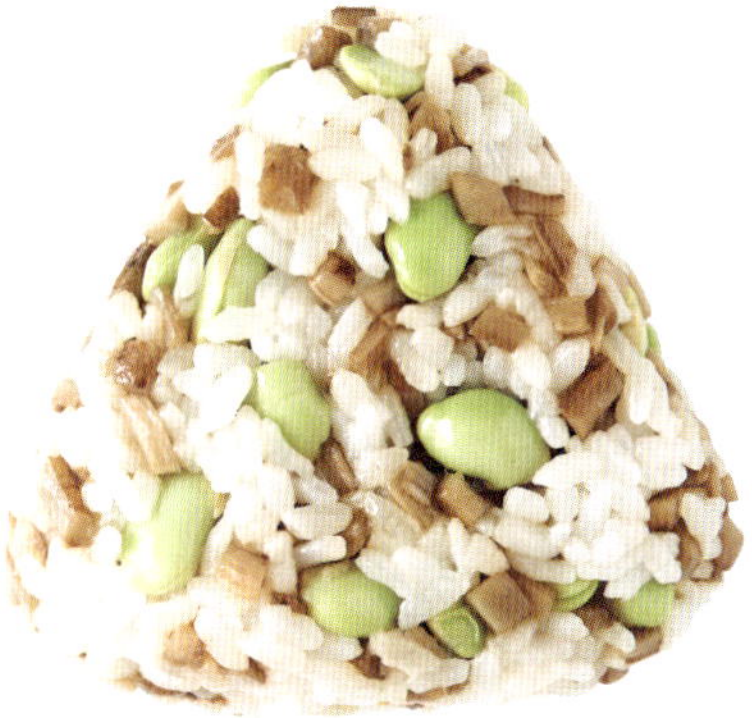

食物繊維がたっぷりのごぼうと玄米の組み合わせ。ごぼうは粗いみじん切りにして、食感を残します。こうすることでしっかりかむようになり、消化吸収がよくなるだけでなく、食べすぎも防止。

作り方

❶ フライパンに米油を熱し、水けをきったごぼうを炒める。油がまわったら、酒としょうゆを加えてふたをし、30秒加熱する。ふたを取って水分を飛ばすように炒める。

❷ ボウルに玄米ごはん、汁けをきった①、枝豆を入れて混ぜ、手に塩酢（p.11）をつけて半量ずつおむすびにする。

アンチエイジングに

腎が元気なら脳も活性化。つややかな黒髪で若々しく

気力や体力が落ちたときは、精をつけるものをといいますが、薬膳で精といえば、腎の気を意味します。腎の気、すなわち精力は生命力でもあり、腎の衰えは老化に直結すると考えられています。

腎を元気に保つには、黒い食材や滋養強壮にすぐれた食材が有効です。また、成長に必要な栄養を蓄えた卵や種実類も、腎のはたらきを助けます。

こうした腎養生は、腎と関係の深い骨、脳、髪の毛によい影響を与えます。骨の強化、認知症や白髪の予防といったアンチエイジング効果をもたらし、若々しく過ごすことができるでしょう。

炒り卵と松の実のおかかおむすび

材料 2個分

卵（溶きほぐす）… 大1個
松の実（粗く刻む）… 大さじ1
かつお節（炒って、手でもんで細かくする）… 大さじ1
ごはん … 茶碗軽く2杯分（240g）
A 酒、きび砂糖 … 各小さじ1
塩 … 少々
塩 … 小さじ1/3

作り方

❶ 溶き卵に**A**を加えて混ぜる。小鍋に茶こしでこしながら入れて火にかけ、菜箸4～6本でかき混ぜて、炒り卵にする。

❷ 別のボウルにごはんと①、松の実、かつお節、塩を入れて混ぜ、手に塩酢(p.11)をつけて半量ずつおむすびにする。

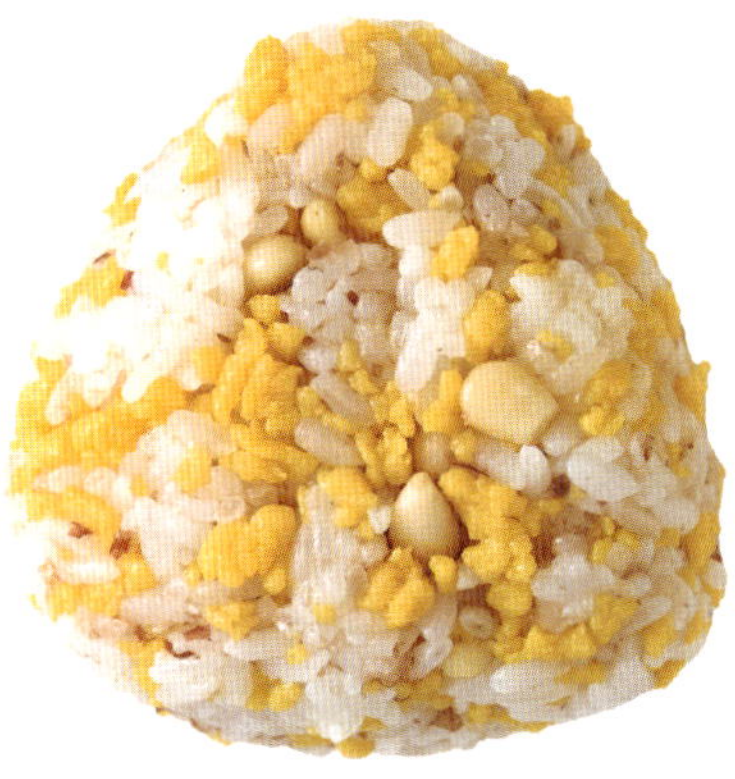

完全栄養食品といわれる卵には成長に必要なあらゆる栄養素が入っています。腎を助けるはたらきもあり、アンチエイジングには欠かせない食材のひとつ。滋養強壮にすぐれた松の実とは、味わいの相性も抜群。

ほたてとにらと黒ごまのおむすび

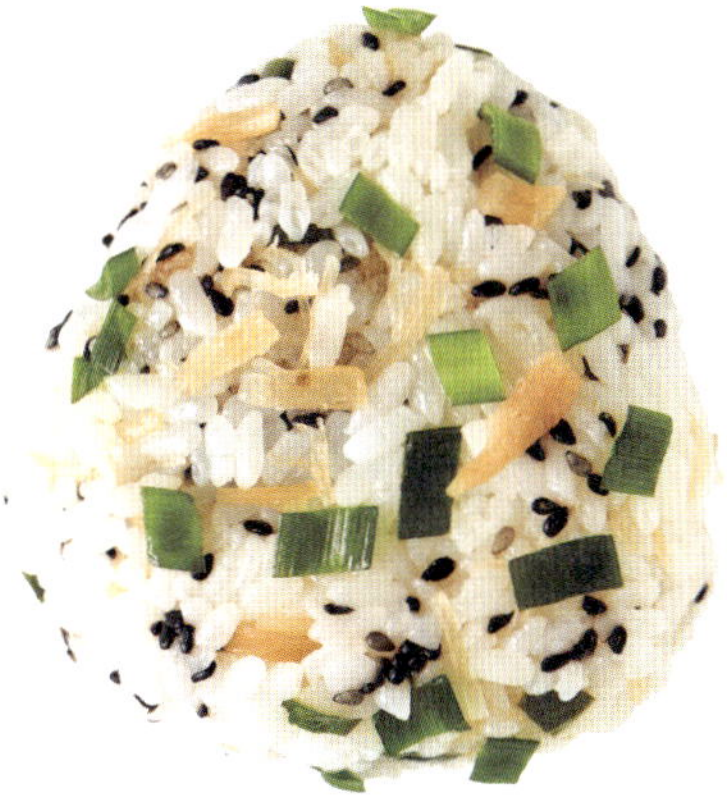

材料　2個分

ほたて貝柱フレーク（乾燥・酒大さじ1/2をふる）
　… 大さじ1
にら（小口切り）… 5本
黒炒りごま … 大さじ1
ごはん … 茶碗軽く2杯分（240g）
米油 … 小さじ1
塩 … 小さじ1/3

作り方

❶ ボウルににらと米油を入れて混ぜ、ほたて貝柱を加えてよく混ぜる。

❷ ①にごはんと黒ごま、塩を入れて混ぜ、手に塩酢（p.11）をつけて半量ずつおむすびにする。

腎の気を養うほたてと、腎の気をしっかりめぐらす辛味食材のにらの組み合わせ。黒食材の定番、黒ごまをプラスして食感もアップ。

黒豆と干しえびの玄米炊き込みおむすび

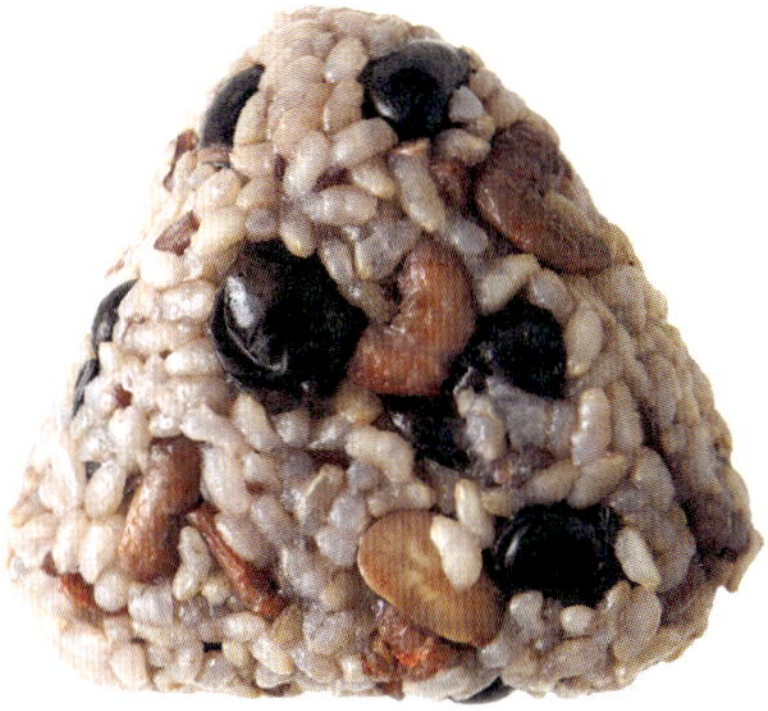

材料　6個分

黒豆 … 大さじ4
干しえび（ぬるま湯でさっと洗い、
　粗く刻んで酒大さじ1をふる）… 30g
発芽玄米（といで水けをきる）… 2合
酒 … 大さじ2
塩 … 小さじ1/2

作り方

❶ 黒豆は鍋に重ならないように入れて炒る。鍋をゆすって絶えず黒豆を動かしながら炒り、数カ所焦げ目がついて皮がはじけてきたら火から下ろす。

❷ 炊飯器の内釜に発芽玄米、水470㎖、酒、塩を入れて混ぜ、①と干しえびを汁ごと加えて混ぜて炊飯する。

❸ 炊き上がったら5分蒸らし、上下を返して混ぜ、余分な水分を飛ばす。6等分し、手に塩酢（p.11）をつけておむすびにする。

黒食材の黒豆と滋養強壮にすぐれた干しえびを炊き込んで、成分をじっくり抽出していただきます。黒豆は黒豆茶でも代用可能です。

疲れ目に

目とつながる肝を養うことで疲れ目を改善

薬膳では、目は肝のコントロール下にあります。肝は血を浄化して全身に送り届けていますが、この血が運ぶ栄養のおかげで、私たちは見ることができるのです。つまり、肝が弱ると目の見る力も低下、逆に眼精疲労などで目の血流が滞ると、肝のはたらきも悪くなってしまいます。

そこで、疲れ目には目の先にある肝の養生がとても重要です。造血にはたらく食材、血をめぐらす食材をしっかりとるようにしましょう。また、肝には睡眠も大事です。

目は使いすぎると、目に熱がこもりがちになります。熱を取る菊花や海藻もうまく使ってケアしていきましょう。

クコの実と菊花のおむすび

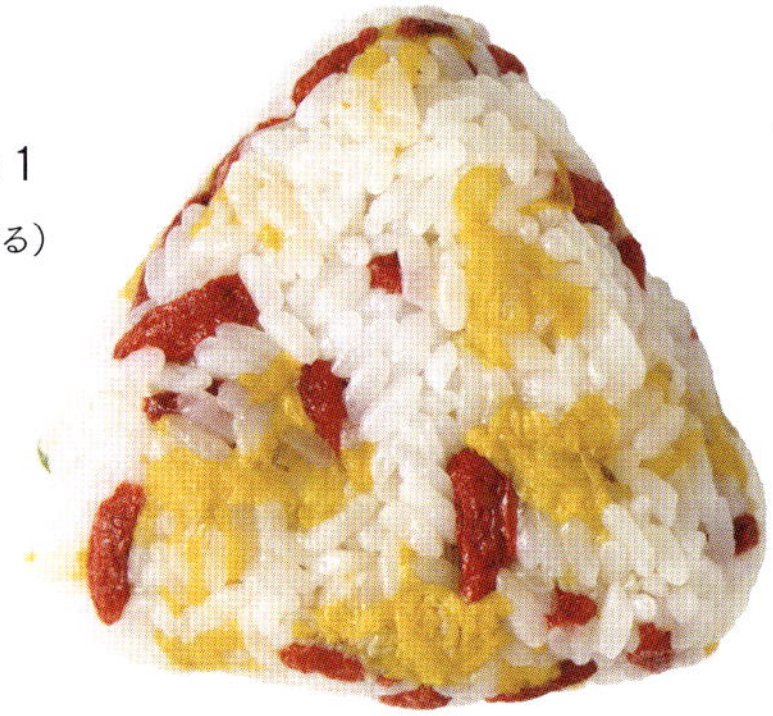

材料　2個分

クコの実（ぬるま湯で洗い、水けをふく）… 大さじ1
菊花（乾燥・洗ってからゆでて、冷水に取って水けをしぼる）… 3輪
ごはん … 茶碗軽く2杯分（240g）
A　はちみつ … 大さじ1/2
　湯 … 大さじ1/2
　塩 … 小さじ1/2
　酢 … 大さじ1
塩 … 小さじ1/2

薬膳で目といえば、クコの実と菊花。目によいゴールデンコンビです。クコの実は血を補って肝と腎を養い、菊花は目の熱を取ってくれます。

作り方

❶ ボウルにAを入れてよく混ぜ、花びらを摘んだ菊花を加えて混ぜる。

❷ 別のボウルにごはんとクコの実、水けをきった①、塩を入れて混ぜ、手に塩酢（p.11）をつけて半量ずつおむすびにする。

焼き豚とにんじんの胚芽米おむすび

材料　2個分

焼き豚（脂身を取り除いて細く切る）… 80g
にんじん（せん切り）… 50g
黒炒りごま … 大さじ1
胚芽米ごはん（p.46）
　… 茶碗軽く2杯分（240g）
米油 … 小さじ1
塩 … 少々

作り方

❶ にんじんを耐熱容器に入れて電子レンジで1分弱加熱し、粗熱を取り、米油と塩を加えて混ぜる。

❷ ボウルに胚芽米ごはんと焼き豚、①、黒ごまを入れて混ぜ、手に塩酢（p.11）をつけて半量ずつおむすびにする。

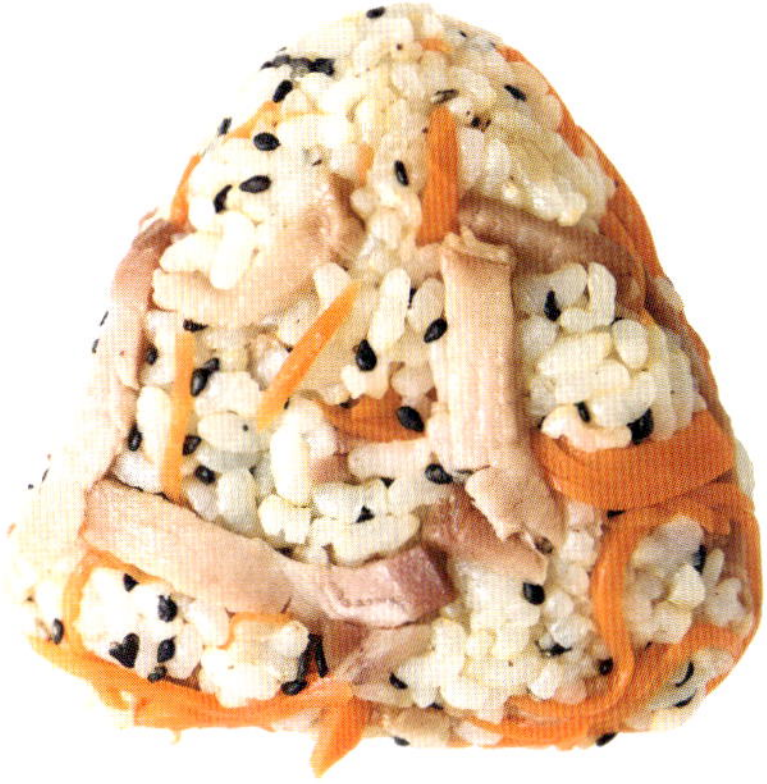

焼き豚と胚芽米に含まれるビタミンB_1は視神経に作用するといわれ、疲れ目に有効。肝を助けるβ-カロテンが豊富なにんじんと、肝をサポートする腎のお助け食材、黒ごまをプラスします。

ほたるいかとのりの玄米おむすび

材料　2個分

ほたるいか（ゆでて目と口を取り除く）… 6個
焼きのり（全形・手で細かくちぎる）… 1/2枚
玄米ごはん（p.47）
　… 茶碗軽く2杯分（240g）
米油 … 小さじ1
酒 … 大さじ1/2
しょうゆ … 小さじ1

作り方

❶ フライパンに米油を熱し、ほたるいかを炒める。油がなじんだら酒としょうゆを加えてからめるように水分がなくなるまで炒める。大きいほたるいかは斜め半分に切る。

❷ ボウルに玄米ごはんと①を入れて混ぜ、のりを全体に散らすように加えて混ぜ、手に塩酢（p.11）をつけて半量ずつおむすびにする。

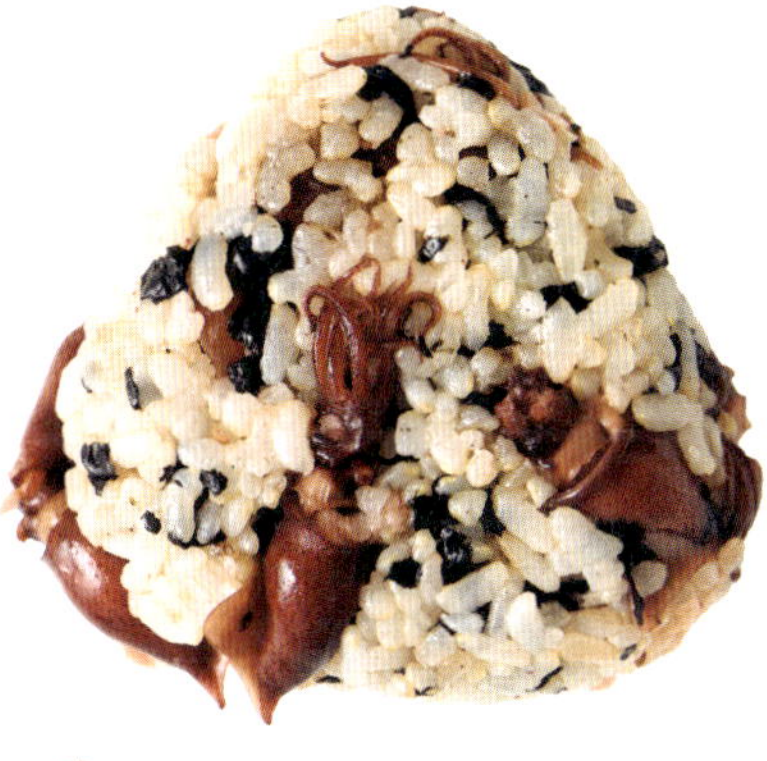

血を補い、肝と腎にはたらくいかは、ほたるいかなら丸ごといただけ効能もたっぷり。胚芽米よりビタミンB_1が多く残る玄米と合わせます。腎を養うのりを加えれば、磯の香りが食欲をそそるおむすびに。

column 3

おむすびを包むもの

おむすびはシンプルに塩でむすんだだけのものから、具材をごはんで包んだもの、具材をごはんに混ぜ込んだものとさまざまですが、もうひとつのバリエーションに、包むものがあります。

本書のレシピでは、あえて包むものを加えていません。食べる人の好みや、体調、季節に合わせて、自由にアレンジを楽しんでみてください。

ここでは、定番ののりに加え、全部で5つの食材を効能も含めてご紹介します。食材の違いのほか、全体を包むか部分的に包むか、食べる直前に包むか、あらかじめ包んでごはんとなじませるかも考えどころです。さらに、見た目や衛生面も考慮してマイおむすびを完成させてください。

1 のり　性質：寒性

どんな具材とも相性◎

巻きたてのパリパリ感が魅力ののりは、薬膳的には、寒性で磯のよい香りが気・血をめぐらせます。また、腎を助ける黒食材で、抗酸化作用にもすぐれているので、のぼせタイプの更年期の女性や、むくみが気になる人におすすめです。また、いらないものを体の外へ出してくれる作用もあり、咳や痰などが気になるときにも。

2 高菜漬け　性質：温性

腸内環境を整える発酵食品

和歌山の郷土料理に「めはりずし」という高菜漬けでおむすびを包んだ料理があります。持ち運びやすく、食べやすい、お弁当に最適の包み食材です。辛味成分に殺菌効果があるため、とくに暑い季節にはおすすめ。また、乳酸発酵させているので、整腸作用が期待できます。野沢菜漬けも高菜漬けと同様に使えます。

3 青じそ　性質：温性

殺菌効果で持ち運び時も安心

お刺身にもよく添えられる青じそは殺菌効果が期待できます。梅雨～夏の暑く湿気の多い季節に使いたい食材です。さわやかな香りや鮮やかな緑は、この時期に落ちがちな食欲を刺激し、また胃液の分泌も促進してくれます。

4 とろろ昆布　性質：寒性

高血圧やむくみの予防に

酢に漬けた昆布を薄く削ったとろろ昆布は、昆布と同じ効能を備え、余分なものを排出してくれるため、高血圧やむくみに有効。ほんのりとした酸味と、昆布のうまみがあり、おむすびの味わいもアップしてくれます。

5 薄焼き卵　性質：平性

不足しがちなたんぱく質を補給

ごはんがベースのおむすびは、たんぱく質が不足しがちです。完全栄養食品ともいわれる卵をプラスすれば、たんぱく質はもちろん、栄養バランスが整います。茶巾風に包んだり、写真のようにかいわれ大根でとめればおもてなしにも。

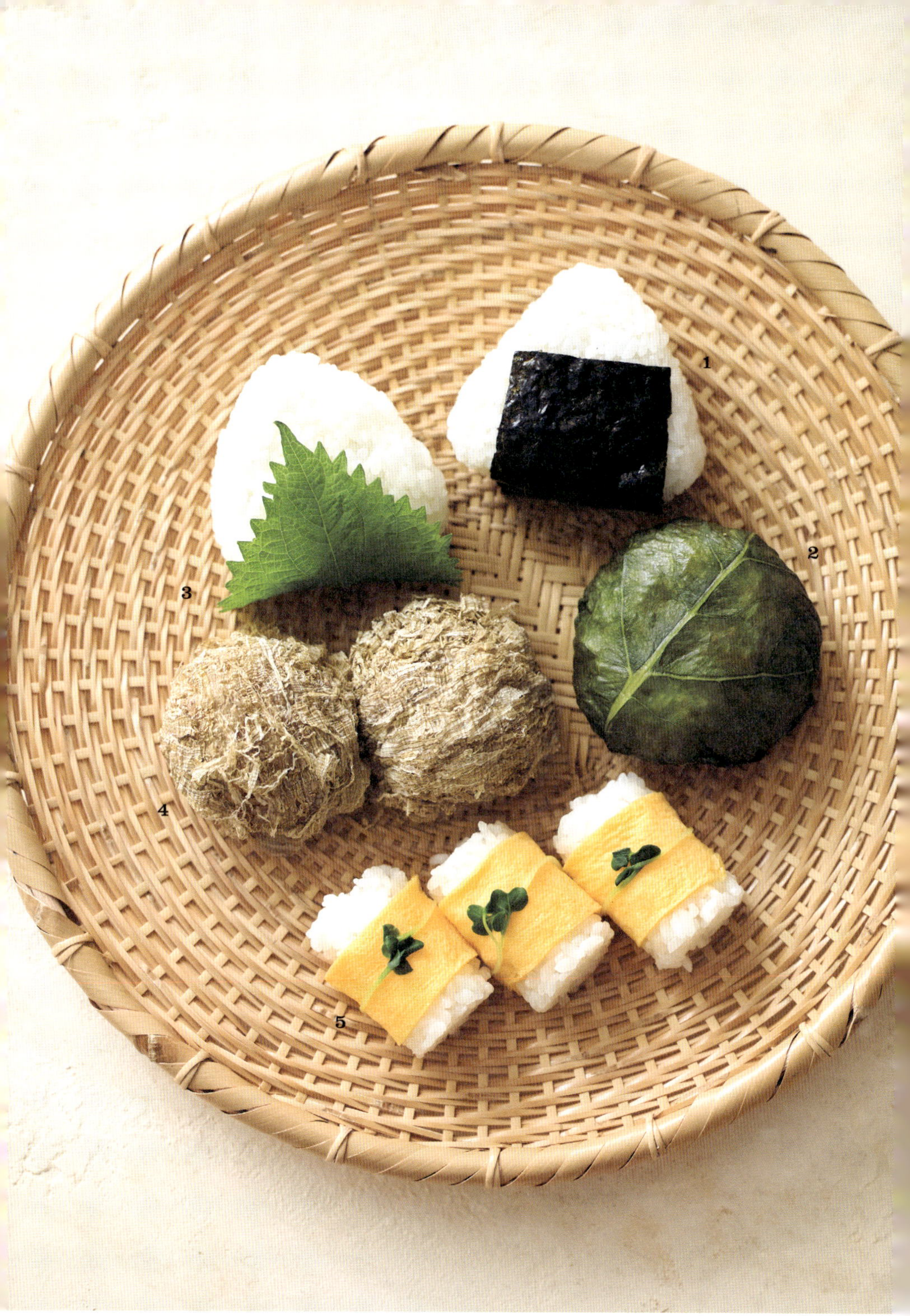
1
2
3
4
5

薬膳の基礎知識

薬膳の考え方や用語を知っていると、食材の選び方や組み合わせ方の意味がよりわかるようになります。

【薬膳とは】

季節や気候風土、そして体質に合った食材を選ぶことで、体調を整え、健やかな体をつくるのが薬膳です。体は食べるものでつくられ、不調を治すのもまた食べるものというわけです。

薬膳を実践するには、食材の性質（五性）を知り、自分の体質（冷えがある、のぼせやすい、貧血ぎみなど）を知り、季節を大切にするという3つを心得ること。

さらに、薬膳の考え方のベースとなる陰陽や気・血・水の意味、五味や五臓のはたらきを知っておけば心強いです。

【陰と陽】

薬膳では、不調はさまざまなバランスがくずれることで起こると考えますが、もっとも重要なバランスのひとつが陰と陽です。

自然界のすべての物は、陰と陽の相反する2つに分けられ、食べ物や体質も然り。どちらかに傾きすぎないよう整えることが大事です。夏に気温が上がれば、体を冷やす野菜を食べるなどはよい例といえます。

陰と陽の例

陰	陽
地	天
夜	昼
月	日
寒	熱
下	上
内	外
静	動

【気・血・水】

薬膳では、この3つの要素が体をつくり、3つのバランスがとれているのが健康な状態と考えます。

気が不足すると活動が落ち、詰まるとストレスの原因にも。

血が体中に十分に行き渡れば、体の各器官がしっかり機能し、ダメージからの回復を早めます。

水は体内をめぐってうるおしますが、滞ればむくみなどを起こします。

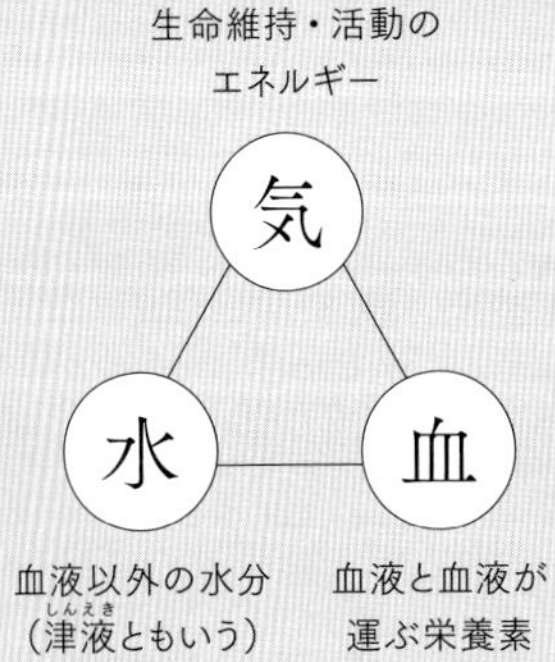

【五臓】

五臓とは、肝・心・脾・肺・腎のこと。この5つの臓によって、呼吸や食べたものから気・血・水がつくられ、体中に送り届けられます。「五臓六腑」といいますが、消化・吸収・排泄を担う6つの腑が五臓と連携してはたらきます。

西洋医学の臓器と違い、薬膳での五臓はそのはたらきによって分類したもので、意味合いが異なります。

肝《かん》	血を蓄え、気をめぐらせる。自律神経やホルモン分泌、感情のコントロールにも関係。
心《しん》	五臓の活動を統括し、気・血をめぐらせて、体を温め、精神の安定にもはたらく。
脾《ひ》	食べたものを気・血・水に変えて、全身にめぐらせる。消化吸収、水分代謝の要。
肺《はい》	呼吸をコントロールし、気の流れと水分代謝を整える。皮膚機能、発汗、鼻とも密接。
腎《じん》	生殖機能、成長、発育を担い、水分代謝にもかかわる。骨、歯、髪、耳の機能とも密接。

【五味】

酸味、苦味、甘味、辛味、鹹味の5つの味のこと。舌で感じる味だけでなく、はたらきも含めた分類で、それぞれ五臓や気・血・水とも深く関係しています。

たとえば、米は甘味ですが、甘味は脾と同じグループに分類され、気を養うもの。疲れたときに甘味の食材を食べることで疲労回復に役立ちます。

酸味（肝）	引き締め作用、固める作用がある。汗を抑え、下痢を改善、食欲を増進させる。
苦味（心）	余分な水分の排出、排泄作用、熱を取る。解毒作用があり、便秘やむくみを改善。
甘味（脾）	脾・胃にはたらき、気・血を養う。食欲を増進し、疲労回復、痛みを緩和する作用も。
辛味（肺）	気をめぐらせ、発散作用がある。発汗を促し、体温を調節、冷えや湿気を体の外に排出。
鹹味（腎）	塩味のこと。かたいものをやわらかくし、詰まりを取るはたらきがある。便秘改善にも。

【五性】

食べ物のもつ、温めたり冷やしたりする性質のこと。熱性・温性・平性・涼性・寒性の5つに分類され、さらに微温性、微寒性と細かく分類されることもあります。

夏野菜には体を冷やす涼性や寒性のものが多いなど、旬のものはその季節に合った性質をもちます。季節を問わず食べるものは、温めも冷やしもしない平性が多いです。

熱性	温め、冷えを取り除く力が強い。気・血のめぐりを促して、新陳代謝を活発にする。
温性	おだやかに体を温める。冷えの改善、疲労回復、痛みの緩和にはたらく。
平性	体を温めることも、冷やすこともしない。ほかの性質との相性を選ばず、常食にもよい。
涼性	おだやかに体を冷やす。ほてりやのぼせ、微熱を冷ます。暑さ対策にもおすすめ。
寒性	冷やす作用が強く、体にこもった熱を取る。発熱やのどの痛みのほか、便秘改善にも。

食材の性質つきさくいん

この本に出てくる主な食材があいうえお順に探せます。食材の性質も記載しました。毎日の食卓にもぜひ役立ててください。

※食材の性質で「不明」となっているものは、中国の文献にないものです。ご了承ください。

あ

◎**アーモンド　平性**
かぼちゃのアーモンド炒め……55
アーモンドとブラックオリーブの胚芽米おむすび……58
アーモンド・さきいか・ゆずの皮（薬膳ふりかけ）……75
たことねぎとアーモンドのおむすび……95

◎**あおさ　寒性**
あおさの吸い物……19

◎**青じそ・赤じそ　温性**
枝豆のしそ風味おむすび……31
梅と青じそのおかかおむすび……63
うなぎと青じその胚芽米おむすび……96

◎**青唐辛子　熱性**
うなぎと青唐辛子のおむすび……28

◎**青のり　寒性**
おかか・黒ごま・青のり（薬膳ふりかけ）……75

◎**あさり　寒性**
あさりの佃煮としょうがのおむすび……16
あさりと高菜と白ごまの炊き込みおむすび……87
あさりとねぎのはと麦炊き込みおむすび……91

◎**あじ　温性**
あじの干物としば漬けのおむすび……28

◎**小豆　平性**
小豆と粟の炊き込みおむすび……91

◎**アスパラガス　寒性**
アスパラガスといかの玄米おむすび……67

◎**油揚げ　平性**
さつまいもと油揚げの炊き込みおむすび……35
ひじきと油揚げと舞茸のナムルおむすび……40

◎**アボカド　涼性**
アボカドとさきいかのおむすび……65

◎**アンチョビ　不明**
そら豆とアンチョビのおむすび……61

◎**いか　微温性**
アボカドとさきいかのおむすび……65
アスパラガスといかの玄米おむすび……67
にんじんといかの炊き込みおむすび……71
アーモンド・さきいか・ゆずの皮（薬膳ふりかけ）……75

◎**うずら卵　平性**
うずら卵と黒きくらげの玄米おむすび……89

◎**うなぎ　平性**
うなぎと青唐辛子のおむすび……28
うなぎと実山椒のおむすび……54
うなぎと青じその胚芽米おむすび……96

◎**梅干し　平性**
たたき梅のおかかおむすび……25
梅と青じそのおかかおむすび……63

◎**枝豆　平性**
枝豆のしそ風味おむすび……31
枝豆と塩昆布のおむすび……90
ごぼうと枝豆の玄米おむすび……99

◎**えのきたけ　寒性**
きのことパセリのおむすび……34

◎**えび　温性**
えびとしょうがの炊き込みおむすび……69

◎**エリンギ　温性**
エリンギと豚みそそぼろのおむすび……88

◎**オクラ　涼性**
ミニトマトとオクラの吸い物……83

◎**オリーブ　平性**
松の実とグリーンオリーブのおむすび……37
アーモンドとブラックオリーブの胚芽米おむすび……58

か

◎**牡蠣　平性**
牡蠣とにんじんのおむすび……79

◎**カシューナッツ　平性**
ごぼうとカシューナッツとベーコンのおむすび……57

◎**かつお　平性**
かつおしぐれ煮のおむすび……70

◎**かつお節　平性**
たたき梅のおかかおむすび……25
梅と青じそのおかかおむすび……63
おかか・黒ごま・青のり（薬膳ふりかけ）……75
炒り卵と松の実のおかかおむすび……100

◎**かぶ　平性**
たらそぼろとかぶの葉のおむすび……40

◎**かぼちゃ　温性**
かぼちゃのアーモンド炒め……55
かぼちゃのガーリックおむすび……82

◎**カリフラワー　平性**
カリフラワーのゆず風味……43

◎**カレー粉　温性**
さば缶のカレーおむすび……64
豚肉と玉ねぎのカレー風味おむすび……77

◎**菊花　寒性**
せん切りじゃがいもの菊花あえ……37
長いもと菊花のあえ物……97
クコの実と菊花のおむすび……102

◎**きなこ　平性**
じゃこ・白ごま・きなこ（薬膳ふりかけ）……75

◎**キムチ　温性**
ツナキムチの胚芽米おむすび……94

◎**牛肉　平性**
ドライオニオン入り牛肉巻きおむすび……71
牛こまとセロリの胚芽米おむすび……95

◎**きゅうり　涼性**
きゅうりとミニトマトのスープ……31

◎切り干し大根　平性
ひじきと切り干し大根のおむすび……57
◎ぎんなん　平性
ぎんなんと塩昆布の玄米おむすび……87
◎クコの実　平性
甘栗とくるみとクコの実のおこわおむすび……41
百合根とクコの実と栗の炊き込みおむすび……79
クコの実と菊花のおむすび……102
◎栗　温性
甘栗とくるみとクコの実のおこわおむすび……41
甘栗と松の実の黒米炊き込みおむすび……53
甘栗となつめのおこわおむすび……72
◎グリンピース　平性
グリンピースとハムと粉チーズのおむすび……22
◎くるみ　温性
ごぼうとくるみのみそおむすび……35
甘栗とくるみとクコの実のおこわおむすび……41
鮭とくるみのおむすび……53
桜えび・くるみ・干ししょうが（薬膳ふりかけ）……75
◎黒きくらげ　平性
黒きくらげとブロッコリーのおむすび……84
うずら卵と黒きくらげの玄米おむすび……89
◎黒ごま　平性
黒ごまとドライ納豆の大麦おむすび……56
さつまいもと黒ごまの胚芽米炊き込みおむすび……58
おかか・黒ごま・青のり（薬膳ふりかけ）……75
ほたてとにらと黒ごまのおむすび……101
◎黒豆　平性
黒豆と干しえびの玄米炊き込みおむすび……101
◎ごぼう　寒性
ごぼうとくるみのみそおむすび……35
ごぼうとカシューナッツとベーコンのおむすび……57
ごぼうと枝豆の玄米おむすび……99
◎こんにゃく　寒性
ひじきとこんにゃくの大麦おむすび……98
◎昆布　寒性
ぎんなんと塩昆布の玄米おむすび……87
枝豆と塩昆布のおむすび……90

さ

◎ザーサイ　不明
ごま油とザーサイとねぎのおむすび……62
◎桜　不明
桜とじゃこのおむすび……19
◎桜えび　温性
たけのこと桜えびの炊き込みおむすび……17
しょうがと桜えびのおむすび……52
桜えび・くるみ・干ししょうが（薬膳ふりかけ）……75
桜えびと舞茸の炊き込みおむすび……93
◎鮭　温性
塩鮭と白ごまとドライオニオンのおむすび……22
鮭とくるみのおむすび……53
鮭とじゃがいもの粕汁……55
鮭と春菊のおむすび……68
鮭のピカタ……73
鮭骨とのりとごまの胚芽米おむすび……78
◎さつまいも　平性
さつまいもと油揚げの炊き込みおむすび……35
さつまいもと黒ごまの胚芽米炊き込みおむすび……58
◎さば　温性
焼きさばとねぎのおむすび……43
さば缶のカレーおむすび……64
焼きさばとらっきょうのおむすび……96
◎山椒　温性
うなぎと実山椒のおむすび……54
ツナそぼろと実山椒のおむすび……80
◎さんま　平性
さんまとしょうがとすだちの胚芽米炊き込みおむすび……89
◎しいたけ　平性
とうもろこしと干ししいたけの炊き込みおむすび……23
鶏ひき肉と干ししいたけとしょうがのおむすび……81
焼きしいたけと粉チーズのおむすび……93
◎ししとう　不明
ピーナッツみそとししとうの胚芽米おむすび……77
◎シナモン　熱性
なつめとシナモンとしょうがの炊き込みおむすび……85
◎しば漬け　不明
あじの干物としば漬けのおむすび……28
◎じゃがいも　平性
せん切りじゃがいもの菊花あえ……37
鮭とじゃがいもの粕汁……55
◎春菊　平性
鮭と春菊のおむすび……68
◎しょうが　温性
あさりの佃煮としょうがのおむすび……16
ほたるいかとしょうがの炒り煮……19
新しょうがと新玉ねぎのピクルス……25
香味野菜入り肉みそおむすび……29
しょうがと桜えびのおむすび……52
えびとしょうがの炊き込みおむすび……69
かつおしぐれ煮のおむすび……70
桜えび・くるみ・干ししょうが（薬膳ふりかけ）……75
鶏ひき肉と干ししいたけとしょうがのおむすび……81
なつめとシナモンとしょうがの炊き込みおむすび……85
さんまとしょうがとすだちの胚芽米炊き込みおむすび……89
◎白きくらげ　平性
白きくらげと山いも団子の吸い物……37
◎白ごま　寒性
塩鮭と白ごまとドライオニオンのおむすび……22
じゃこ・白ごま・きなこ（薬膳ふりかけ）……75

鮭骨とのりとごまの胚芽米おむすび……78
あさりと高菜と白ごまの炊き込みおむすび……87
◎**すだち　平性**
さんまとしょうがとすだちの
胚芽米炊き込みおむすび……89
◎**せり　涼性**
炒り卵とせりのおむすび……16
◎**セロリ　涼性**
セロリとベビーほたての玄米おむすび……66
牛こまとセロリの胚芽米おむすび……95
◎**そら豆　平性**
そら豆とベーコンのおむすび……23
そら豆とアンチョビのおむすび……61

た

◎**鯛　平性**
鯛とブロッコリーのゆずおむすび……60
鯛の炊き込みおむすび……82
◎**大豆　平性**
大豆と田作りの胚芽米炊き込みおむすび……67
◎**高菜　温性**
あさりと高菜と白ごまの炊き込みおむすび……87
◎**たけのこ　寒性**
たけのこと桜えびの炊き込みおむすび……17
◎**たこ　温性**
たことねぎとアーモンドのおむすび……95
◎**田作り　温性**
大豆と田作りの胚芽米炊き込みおむすび……67
◎**卵　平性**
炒り卵とせりのおむすび……16
にらのかき玉汁……43
鮭のピカタ……73
炒り卵と松の実のおかかおむすび……100
◎**玉ねぎ　温性**
塩鮭と白ごまとドライオニオンのおむすび……22
新しょうがと新玉ねぎのピクルス……25
トマトと鶏ひき肉と玉ねぎの炊き込みおむすび……63
鶏肉と玉ねぎのスパイスおむすび……69
ドライオニオン入り牛肉巻きおむすび……71
豚肉と玉ねぎのカレー風味おむすび……77
◎**たら　平性**
たらそぼろとかぶの葉のおむすび……40
◎**たらこ　平性**
ねぎ入りたらこチーズおむすび……76
たらことわかめのおむすび……92
◎**チーズ　寒性**
グリンピースとハムと粉チーズのおむすび……22
ドライトマトとミモレットの黒米炊き込みおむすび……29
ひじきとチーズの胚芽米おむすび……72
ねぎ入りたらこチーズおむすび……76
れんこんとチーズのおむすび……86
焼きしいたけと粉チーズのおむすび……93
◎**ちりめんじゃこ　温性**
桜とじゃこのおむすび……19
とうもろこしとじゃこの
大麦炊き込みおむすび……61
じゃこ・白ごま・きなこ（薬膳ふりかけ）……75
◎**青梗菜　涼性**
青梗菜と舞茸の吸い物……97
◎**ツナ　平性**
ツナそぼろと実山椒のおむすび……80
ツナキムチの胚芽米おむすび……94
◎**豆腐　涼性**
くずし豆腐のみそ汁……25
炒り豆腐……83
◎**とうもろこし　平性**
とうもろこしと干ししいたけの
炊き込みおむすび……23
とうもろこしとじゃこの
大麦炊き込みおむすび……61
◎**トマト　寒性**
ドライトマトとミモレットの胚芽米おむすび……29
きゅうりとミニトマトのスープ……31
トマトと鶏ひき肉と玉ねぎの炊き込みおむすび……63
ミニトマトとオクラの吸い物……83
ドライトマトのレモンバジルおむすび……85
◎**鶏肉　微温性**
にんじんと鶏肉の炊き込みおむすび……54
トマトと鶏ひき肉と玉ねぎの炊き込みおむすび……63
鶏肉と玉ねぎのスパイスおむすび……69
鶏ひき肉と干ししいたけとしょうがのおむすび……81

な

◎**長いも　平性**
長いもと菊花のあえ物……97
◎**納豆　温性**
黒ごまとドライ納豆の大麦おむすび……56
◎**なつめ　温性**
甘栗となつめのおこわおむすび……72
なつめとシナモンとしょうがの炊き込みおむすび……85
◎**にら　温性**
にらのかき玉汁……43
ほたてとにらと黒ごまのおむすび……101
◎**にんじん　平性**
にんじんと鶏肉の炊き込みおむすび……54
ほたて缶とにんじんの炊き込みおむすび……65
にんじんといかの炊き込みおむすび……71
牡蠣とにんじんのおむすび……79
焼き豚とにんじんの胚芽米おむすび……103
◎**にんにく　温性**
かぼちゃのガーリックおむすび……82
◎**ねぎ　温性**
香味野菜入り肉みそおむすび……29
焼きさばとねぎのおむすび……43
ごま油とザーサイとねぎのおむすび……62
ねぎ入りたらこチーズおむすび……76
あさりとねぎのはと麦炊き込みおむすび……91
たことねぎとアーモンドのおむすび……95

◎のり　寒性
鮭骨とのりとごまの胚芽米おむすび……78
ほたるいかとのりの玄米おむすび……103

は

◎バジル　温性
ドライトマトのレモンバジルおむすび……85
◎パセリ　温性
きのことパセリのおむすび……34
◎パプリカパウダー　平性
鶏肉と玉ねぎのスパイスおむすび……69
◎ハム　平性
グリンピースとハムと粉チーズのおむすび……22
ブロッコリーとハムのマヨネーズおむすび……81
◎ピーナッツ　平性
れんこんとピーナッツのおむすび……34
ピーナッツみそとししとうの胚芽米おむすび……77
◎ピーマン　平性
ピーマンと豚こまの炒り煮……31
◎ひじき　寒性
ひじきと油揚げと舞茸のナムルおむすび……40
ひじきと切り干し大根のおむすび……57
ひじきとチーズの黒米炊き込みおむすび……72
ひじきとこんにゃくの大麦おむすび……98
◎ふきのとう　涼性
ふきみその胚芽米焼きおむすび……17
◎豚肉　平性
香味野菜入り肉みそおむすび……29
ピーマンと豚こまの炒り煮……31
豚肉と玉ねぎのカレー風味おむすび……77
エリンギと豚みそそぼろのおむすび……88
焼き豚とにんじんの胚芽米おむすび……103
◎ぶり　平性
ぶりの柚香焼き……59
◎ブロッコリー　平性
鯛とブロッコリーのゆずおむすび……60
ブロッコリーとハムのマヨネーズおむすび……81
黒きくらげとブロッコリーのおむすび……84
◎ベーコン　平性
そら豆とベーコンのおむすび……23
ごぼうとカシューナッツとベーコンのおむすび……57
◎干しえび　温性
黒豆と干しえびの玄米炊き込みおむすび……101
◎ほたて　平性
ほたて缶とにんじんの炊き込みおむすび……65
セロリとベビーほたての玄米おむすび……66
ほたてとにらと黒ごまのおむすび……101
◎ほたるいか　微温性
ほたるいかとしょうがの炒り煮……19
ほたるいかとのりの玄米おむすび……103

ま

◎舞茸　涼性
きのことパセリのおむすび……34
ひじきと油揚げと舞茸のナムルおむすび……40
桜えびと舞茸の炊き込みおむすび……93
青梗菜と舞茸の吸い物……97
◎松の実　温性
松の実とグリーンオリーブのおむすび……37
甘栗と松の実の黒米炊き込みおむすび……53
わかめ・松の実・緑茶（薬膳ふりかけ）……75
炒り卵と松の実のおかかおむすび……100
◎みそ　涼性
ふきみその胚芽米焼きおむすび……17
くずし豆腐のみそ汁……25
香味野菜入り肉みそおむすび……29
ごぼうとくるみのみそおむすび……35
ピーナッツみそとししとうの胚芽米おむすび……77
エリンギと豚みそそぼろのおむすび……88
◎ムール貝　温性
ムール貝の胚芽米炊き込みおむすび……41
◎めかぶ　寒性
めかぶの簡単汁……59
◎もやし（大豆もやし）　涼性
大豆もやしとコチュジャンの玄米おむすび……99
◎モロヘイヤ　不明
モロヘイヤの吸い物……73

や

◎山いも　平性
白きくらげと山いも団子の吸い物……37
◎ゆず　寒性
カリフラワーのゆず風味……43
ぶりの柚香焼き……59
鯛とブロッコリーのゆずおむすび……60
アーモンド・さきいか・ゆずの皮（薬膳ふりかけ）……75
◎百合根　涼性
百合根とクコの実と栗の炊き込みおむすび……79

ら

◎らっきょう　温性
焼きさばとらっきょうのおむすび……96
◎緑茶　涼性
わかめ・松の実・緑茶（薬膳ふりかけ）……75
◎レモン　平性・涼性
ドライトマトのレモンバジルおむすび……85
◎れんこん　寒性
れんこんとピーナッツのおむすび……34
れんこんとチーズのおむすび……86

わ

◎わかめ　寒性
わかめ・松の実・緑茶（薬膳ふりかけ）……75
たらことわかめのおむすび……92

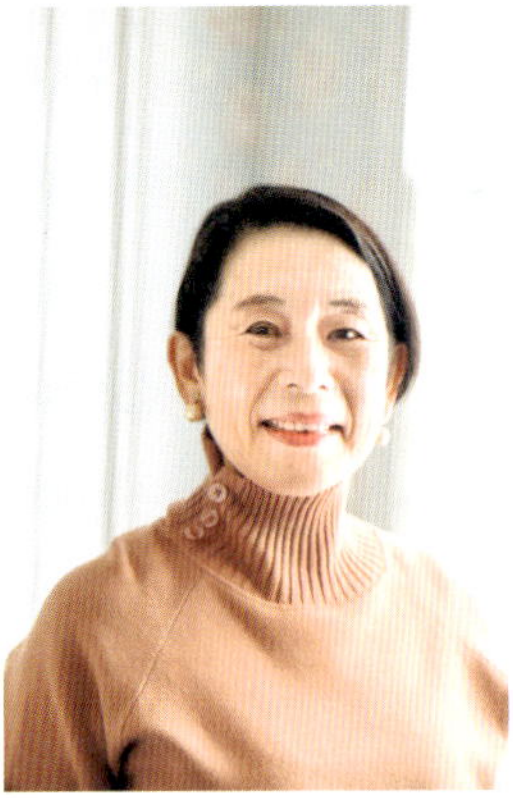

植木もも子　うえきももこ

管理栄養士、国際中医師、国際中医薬膳管理師、コミュニティクラブたまがわ講師。「おいしく、賢く、楽しく、健康に」をモットーに、体と心を癒やす日々のレシピを雑誌や書籍、テレビ、広告などに提供中。また、薬膳と栄養学の両方を取り入れた季節の料理教室も主宰している。著書に『朝10分で作れる 薬膳スープジャー弁当』『野菜のおいしい作りおき 薬膳ナムル手帖』『食材1つ足すだけ お茶でかんたん飲む薬膳』（すべて家の光協会）、監修に『増補新版 薬膳・漢方 食材＆食べ合わせ手帖』（西東社）など多数。

HP桃花茶館

https://www.peachtreekitchen.online/

デザイン　高橋朱里（マルサンカク）

撮影　中垣美沙

スタイリング　木村遥

取材・文　時岡千尋（cocon）

編集　小島朋子

調理アシスタント　大城済子　鳥田千洋　眞濱圭

校正　安久都淳子

DTP制作　天龍社

参考文献

『中医臨床のための中薬学』
神戸中医学研究会編著
（東洋学術出版社）

『中国伝統医学による食材効能大事典』
山中一男、小池俊治編著
（東洋学術出版社）

『黄帝内経素問上巻 現代語訳』
南京中医学院編集、島田隆司訳
（東洋学術出版社）

『増補新版 薬膳・漢方 食材＆食べ合わせ手帖』
喩静・植木もも子監修
（西東社）

薬膳おむすび

2024年11月20日　第1刷発行

2025年 7 月18日　第4刷発行

著者　植木もも子

発行者　木下春雄

発行所　一般社団法人 家の光協会

〒162-8448

東京都新宿区市谷船河原町11

電話　03-3266-9029（販売）

　　　03-3266-9028（編集）

振替　00150-1-4724

印刷・製本　株式会社東京印書館

ISBN 978-4-259-56818-4 C0077